DR. MED. RONALD D. GERSTE

# Grüner Star

## Leben mit dem Glaukom

## Früherkennung und neue, minimalinvasive Therapien



humboldt

6 GELEITWORT

9 GLAUKOM – PORTRÄT EINER KRANKHEIT
10 Zwei Patientengeschichten
12 Ein komplexes Augenleiden
14 Wie das Auge krank wird
16 Die Anatomie des Auges
19 Der Kammerwinkel
20 Trabekelmaschenwerk und Schlemm-Kanal
21 Die Linse
22 Die Netzhaut
22 Das Chiasma opticum
23 Die Papille
24 Weitere Strukturen
25 Risikofaktoren
25 Der Augeninnendruck
27 Die Drucktoleranz
29 Das Flammer-Syndrom
32 Genetische Faktoren
32 Diabetes
33 Das Alter
34 Späte Symptome
36 Früherkennung und Diagnose
37 Messung des Augeninnendrucks
38 Untersuchung der Sehnervenscheibe
39 Messung der Hornhautdicke
39 Untersuchung des Gesichtsfeldes
40 Optische Kohärenztomografie

41 **24-Stunden-Drucküberwachung**
44 **Die Formen des Glaukoms**
44 Das primär chronische Offenwinkelglaukom
45 Das Engwinkelglaukom
46 Pseudoexfoliationsglaukom
46 Sekundärglaukome
48 **Grüner Star und Grauer Star**
50 **Wenn es ganz junge Menschen trifft**

55 **GLAUKOM – DIE THERAPIEMÖGLICHKEITEN**
56 **Voraussetzungen**
56 Behandlungsoptionen
58 Die Progression
60 **Medikamentöse Behandlung**
63 Betablocker
64 Prostaglandine
65 Carboanhydrasehemmer
65 Neue Entwicklungen
65 Kombinationstherapien
66 Sonderfall Glaukom und Trockenes Auge
68 **Minimalinvasive Glaukomchirurgie (MIGS)**
70 MIGS mit Katarakt-OP und als „stand-alone procedure"
71 Wie die MIGS funktioniert
74 Wie effektiv ist die MIGS?
76 Aktuelle Entwicklungen
78 Einem MIGS-Operateur über die Schulter geblickt

81 **Konventionelle Glaukomchirurgie**
82 Die Trabekulektomie
83 Die 360-Grad-Kanaloplastik
84 Ventil- oder Drainageimplantate
85 Weitere Methoden
85 **Behandlung mit dem Laser**
86 Anwendungsmöglichkeiten
86 Neodym-YAG-Laser
87 Argon-Laser-Trabekuloplastik
87 Selektive Lasertrabekuloplastik

93 **GUT UND GESUND LEBEN MIT GLAUKOM**
94 **Lebensqualität trotz Glaukom**
95 Die richtige Ernährung
111 Sport und Freizeit
114 **Nach einer Glaukom-OP**
116 Zehn „Healthy Habits"
117 Ein Blick in die Zukunft
120 Sie sind nicht allein

122 **ANHANG**
122 **Glossar**
126 **Quellen**
129 **Weiterführende Informationen**
131 **Register**

# GELEITWORT

Liebe Leserin, liebe Leser,

vor uns liegt ein sehr informatives und spannend geschriebenes Buch zu einem wichtigen, in der Öffentlichkeit oft unterschätzten Thema.

Ronald D. Gerste, Augenarzt, Journalist und Historiker, stellt mit dem Glaukom (im Volksmund „Grüner Star“ genannt) eine der häufigsten Erblindungsursachen weltweit vor. In Deutschland liegt das Glaukom an der zweiten Stelle der Erblindungsursachen – und wichtig: an der ersten Stelle der *vermeidbaren* Erblindungsursachen. Meist tritt die Glaukomerkrankung im höheren Lebensalter auf und ist daher angesichts einer immer älter werdenden Bevölkerung von besonderer Bedeutung. Nach aktuellen Schätzungen sind ca. eine Million Menschen in Deutschland wegen eines Glaukoms in Behandlung, aber rund eine weitere Million Menschen sind am Glaukom erkrankt, ohne es zu wissen. Wie kann so etwas geschehen?

Bei der Glaukomerkrankung stirbt langsam der Sehnerv ab – meist bedingt durch einen erhöhten Augeninnendruck. Diese Vorgänge laufen schmerzlos, symptomlos und sehr langsam ab, sodass die Betroffenen in der Regel über Jahre, manchmal Jahrzehnte, nichts bemerken. Kommt es jedoch zu Symptomen wie „Schleier sehen“, nachlassende Sehschärfe oder Schwierigkeiten bei der Orientierung, ist es zu spät. Der Sehnerv ist fast abgestorben und kann nicht wiederhergestellt werden.

Um dieses Szenario zu vermeiden, hilft nur die Früherkennung! Die Früherkennung kann nur durch den Augenarzt erfolgen. Er umfasst die Messung des Augendrucks und die Beurteilung der Sehnerven. Da meist ein erhöhter Augendruck vorliegt, gehören beide Untersuchungen zwingend zusammen.

Durch eine flächendeckende Früherkennung könnte tausendfach eine Erblindung oder Sehbehinderung vermieden werden, denn die Glaukomerkrankung kann gut und effizient behandelt werden, sofern sie rechtzeitig erkannt wird.

Es stehen eine Vielzahl von Medikamenten zur Verfügung – in der Regel Augentropfen, die den Augendruck senken. Weiterhin gibt es effektive und risikoarme lasertherapeutische Verfahren, und auch operative Verfahren helfen, die Erblindung durch Glaukom zu vermeiden. Über die einzelnen therapeutischen Maßnahmen erfahren Sie im vorliegenden Ratgeber detailliert alles, was Sie darüber wissen müssen.

Aber: Um das Glaukom sicher und effektiv zu behandeln, muss erst einmal die Diagnose gestellt werden. Daher gilt es, die Früherkennung zu verbessern. Und hierum bemüht sich seit vielen Jahren der „Initiativkreis zur Glaukom-Früherkennung", bei dem Ronald D. Gerste und viele andere Glaukomexperten sich engagieren.

Tauchen Sie ein in die Details der Glaukomerkrankung und ihre Therapie, die Sie in diesem Ratgeber hervorragend beschrieben finden.

Herzlichst Ihr

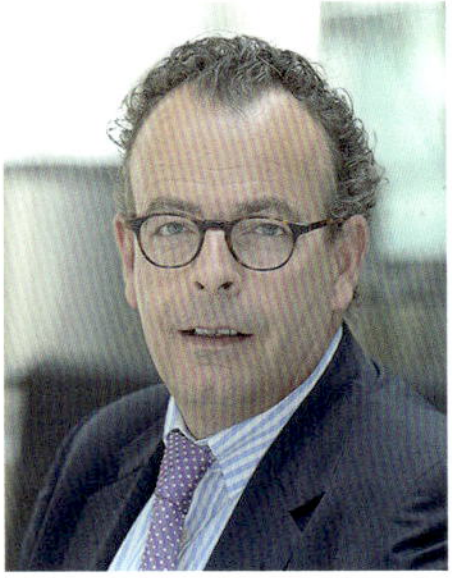

*Prof. Dr. Lutz E. Pillunat, FEBO*
Direktor der Universitätsaugenklinik der Universität Dresden
Präsident des Initiativkreises zur Glaukom-Früherkennung

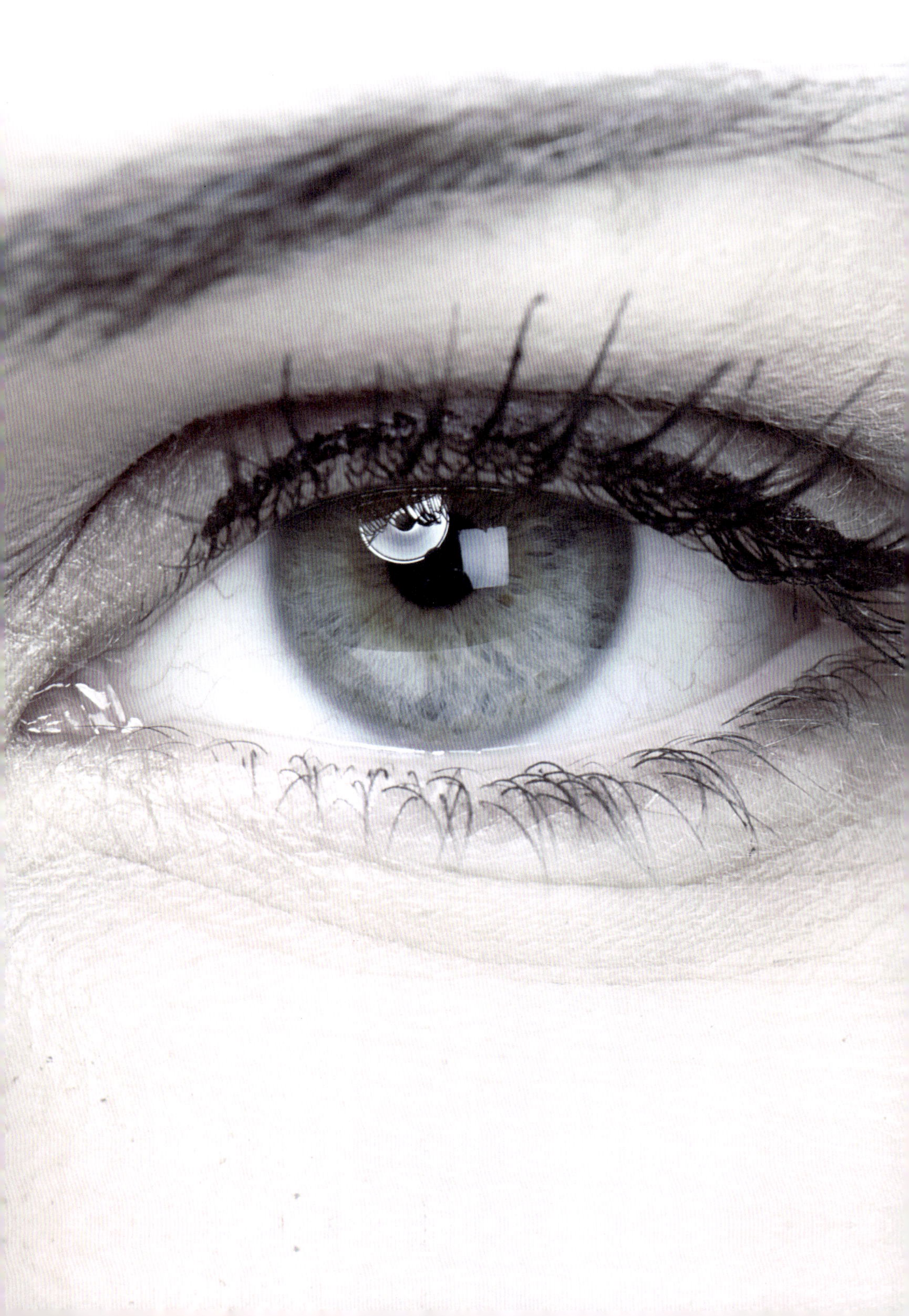

# GLAUKOM – PORTRÄT EINER KRANKHEIT

Das Glaukom ist eine sogenannte neurodegenerative Erkrankung. Das heißt: Es gehen Sinneszellen kaputt, im Sehnerv und in der Netzhaut des Auges. In diesem Kapitel erfahren Sie, was sich dabei abspielt, wer besonders gefährdet ist, welche Krankheitsformen es gibt und wie wichtig es ist, den Grünen Star rechtzeitig zu erkennen und damit auch möglichst frühzeitig zu behandeln.

## Zwei Patientengeschichten

Auch wenn mir sein Name nach all den Jahren entfallen ist, sehe ich den Patienten noch vor mir: ein älterer, freundlicher Herr mit wallendem grauen Haar, der stets von seiner Frau ins Sprechzimmer geführt wurde. Die Würde, die er ausstrahlte, litt nicht unter seinen vorsichtigen Bewegungen: Er tastete nach dem Stuhl, streckte unsicher seine Hand aus, um die meinige zu schütteln. Die Pupillen in seinen Augen waren eng, enger als der sprichwörtliche Stecknadelkopf. Es waren Augen, die immer noch Lebensfreude ausstrahlten – obwohl sie praktisch blind waren.

Dieser Patient war ein in seiner Tragik beinahe klassischer Fall. Er litt an Glaukom, am Grünen Star, und hatte es über viele Jahre versäumt, sich augenärztlich untersuchen zu lassen – nicht ganz unerklärlich bei einem Leiden, das oft zunächst und über lange Zeit keine oder nur wenige Symptome zeigt. Als die Krankheit endlich und spät, zu spät bei ihm diagnostiziert wurde, war der Untergang der Nervenzellen in Netzhaut und Sehnerv zu weit fortgeschritten, um noch aufgehalten zu werden. Von den damals vergleichsweise wenigen zur Verfügung stehenden Augentropfen zur Glaukombehandlung vertrug er nur den seit den 1870er Jahren eingesetzten „Oldtimer" Pilokarpin, der die Pupillen verengt und heute praktisch nicht mehr zur Glaukombehandlung eingesetzt wird. Ihm nicht mehr helfen zu können war eine der erschütterndsten Erfahrungen in meinem ärztlichen Berufsleben.

Die Begegnung mit diesem Patienten liegt nun über ein Vierteljahrhundert zurück. Sie scheint wie aus einem fernen Zeitalter – was mir deutlich wurde, als Prof. Dr. Fritz Hengerer vom Bürgerhospital in Frankfurt am Main mir vor Kurzem seine Patientin Karin S. vorstellte. Die im Ruhestand befindliche Lehrerin hatte sich regelmäßig in augenärztlicher Kontrolle befunden, seit das Glaukom vor gut zehn Jahren bei ihr entdeckt wurde und ihr

Augeninnendruck mit konservierungsmittelfreien und damit gut verträglichen Augentropfen behandelt worden war.

Als sich bei ihr wie bei vielen älteren Menschen eine Linsentrübung (ein Grauer Star, eine Katarakt) entwickelte und damit eine Operation anstand, entschloss sie sich nach Beratung durch Professor Hengerer, bei diesem rund 15-minütigen Eingriff sozusagen in einer Sitzung auch zwei kleine Stents zur Augendrucksenkung implantieren zu lassen. Es war ein Kombinationseingriff, der zwei Probleme erfolgreich behandelte. Nicht nur kann Karin S. aufgrund der Operation des Grauen Stars, bei der eine Kunstlinse implantiert wird, wieder hervorragend sehen; auch ihr Augeninnendruck, der wichtigste Risikofaktor des Glaukoms, ist reguliert und sie kommt inzwischen ganz ohne Augentropfen aus. Regelmäßige Kontrolluntersuchungen bei ihrem Augenarzt sind selbstverständlich.

Diese beiden Patientenschicksale verdeutlichen die Bandbreite dessen, was die so heimtückische, weil meist schleichend verlaufende Krankheit Glaukom bedeuten kann – vom schweren Sehverlust bis zu gutem Management dank rechtzeitiger Erkennung und moderner Therapien. Auch der zwischen diesen beiden Fällen liegende Zeitabstand spielt eine Rolle: Seither hat sich unser Wissen um die Krankheit, ihre Schadensmechanismen und ihre Risikofaktoren (der erhöhte Augeninnendruck, aber auch andere Faktoren) vervielfacht. Es gibt eine Vielzahl von innovativen diagnostischen Verfahren und vor allem eine erfreulich große Auswahl an Therapieoptionen. Glaukom ist nicht heilbar – aber es ist beherrschbar und in den Griff zu bekommen, ohne dass die Sehfähigkeit Schaden nehmen muss.

Was sich dagegen nicht geändert hat, ist die Bedeutung des Wissens um den Grünen Star, wie die Krankheit im Volksmund heißt. Die Kenntnis um die vom Glaukom drohende Gefahr ist essenziell, um dank einer augenärztlichen Untersuchung das Leiden rechtzeitig zu erkennen oder, besser noch, es auszuschließen.

Ebenso wichtig ist für die Betroffenen, ihre Angehörigen, aber auch für alle Interessierten das Wissen um die vielfältigen Möglichkeiten der Therapie und der Diagnostik.

Dieses Buch enthält praktisch alles Wesentliche, was Sie über Glaukom wissen müssen, in kompakter Form und ergänzt die vielfältigen anderen Informationsquellen, unter denen heute neben Gesundheitsmagazinen vor allem das Internet mit Webseiten wie www.glaukom.de die höchste Bedeutung hat.

Auf den folgenden Seiten erfahren Sie alles, was man über eine der gefährlichsten Augenerkrankungen wissen sollte. Kein Buch kann das vertrauensvolle Gespräch mit Ihrer Augenärztin, Ihrem Augenarzt ersetzen. Aber es kann Sie vorbereiten – wenn Sie betroffen sind, wenn in Ihrem Familienkreis jemand an Glaukom leidet oder wenn Sie sich einfach nur informieren wollen. Denn für Glaukom gilt wie für viele Erkrankungen und mit steigendem Alter immer mehr: Es kann jeden von uns treffen.

## Ein komplexes Augenleiden

Eine landläufige Definition des Glaukoms, des Grünen Stars, setzt die Augenerkrankung mit einem erhöhten Augeninnendruck gleich. Doch ganz so einfach ist es – leider – nicht. Das Glaukom ist ein sehr komplexes Leiden und lässt sich nicht über einen einzigen Faktor erklären. In den heute aktuellen Definitionen des Leidens taucht der Augendruck zunächst gar nicht auf.

Glaukom ist eine Erkrankung des Sehnervs, die unerkannt und unbehandelt zur Erblindung führen kann.

Glaukom wird von Fachgesellschaften als eine Gruppe von Krankheiten definiert, die durch den Untergang von Sinneszellen in der Netzhaut und vor allem des Sehnervs des Auges charakterisiert ist. Die Mediziner bezeichnen das Glaukom auch präzise als eine Optikusneuropathie, eine krankhafte Schädigung des Sehnervs (lateinisch Nervus opticus).

Glaukom zeichnet sich ferner dadurch aus, dass es progressiv ist, dass es also fortschreitet, wenn es nicht durch eine Therapie aufgehalten wird. Die funktionelle Folge des Glaukoms ist, dass das Gesichtsfeld Einschränkungen erleidet, die, falls der Krankheitsprozess nicht gestoppt wird, zu hochgradigem Sehverlust und im schlimmsten Fall zur Erblindung führen.

Eine Gruppe von Krankheiten? Das ist richtig, und später stelle ich Ihnen verschiedene Glaukomformen vor. Der Einfachheit halber spreche ich in diesem Buch aber meist in der Einzahl von „dem Glaukom". Gemeint ist damit die bei uns in Europa bei Weitem häufigste Form der Krankheit, die mit vollem Namen „primär chronisches Offenwinkelglaukom" heißt. In der internationalen Fachliteratur wird es als POAG abgekürzt: primary open-angle glaucoma.

Es ist jene Glaukomform, bei der das Auge meist äußerlich und anatomisch völlig unauffällig aussieht und erst die Untersuchung des Augenhintergrunds Hinweise darauf liefert, dass etwas nicht in Ordnung ist: der Verlust von Zellen in Netzhaut und Sehnerv wird dem Arzt oder der Ärztin mit verschiedenen Untersuchungsmethoden auffallen. Die Patienten hingegen merken oft über lange Zeit nichts von diesen Veränderungen, denn das chronische Offenwinkelglaukom ist schleichend und weitgehend symptomlos wie sonst kaum eine Krankheit des menschlichen Körpers.

Die deutsche Sprache ist eine der wenigen, die einen von „Glaukom" oder „Glaucoma" unabhängigen weiteren Namen für die Krankheit hat. Der traditionelle volkstümliche Begriff ist der „Grüne Star". Eine wahrscheinliche Erklärung dafür ist, dass er vom „Starren" der zahlreichen Erblindeten in früheren Zeitaltern stammt. Die grüne Farbe dürfte auf heute kaum noch zu beobachtenden schweren Veränderungen an der Iris und anderen Teilen des vorderen Augenabschnitts beruht haben.

Der Begriff „Grüner Star" lädt geradezu zu Verwechslungen mit dem „Grauen Star" ein, einer anderen wichtigen Augenerkrankung. Den Unterschied erläutere ich später, hier sei das Wesentliche herausgehoben: Der Graue Star, die meist altersbedingte Trübung der Linse, kann durch eine Operation restlos geheilt werden. Das geht bei Glaukom leider nicht – bestenfalls kann das Fortschreiten der Krankheit, ihre Progression, gestoppt werden.

Glaukom ist die häufigste irreversible Erblindungsursache weltweit.

Glaukom – oder präziser: die Glaukome – ist nach den Daten der Weltgesundheitsorganisation WHO die zweithäufigste Erblindungsursache weltweit und die häufigste irreversible Blindheitsursache. Die häufigste insgesamt ist global übrigens der gerade erwähnte Graue Star, die Katarakt, und zwar vor allem aufgrund der traurigen Tatsache, dass es vielen ärmeren Ländern nicht genügend Augenchirurgen gibt, die eine notwendige Operation durchführen könnten. Im Jahr 2020 hatten nach Schätzungen der WHO 80 Millionen Menschen Glaukom. Die Zahl der durch Glaukom Erblindeten wird weltweit auf rund elf Millionen geschätzt.

## Wie das Auge krank wird

Das Wesentliche der Glaukomkrankheit lässt sich in einem kurzen Satz zusammenfassen: Es gehen Sinneszellen zugrunde. Die genauen Vorgänge (medizinischer Fachausdruck: die Pathogenese) sind etwas komplizierter und in den letzten Jahren zunehmend besser erforscht worden.

In jedem Auge gibt es eine bis eineinhalb Millionen Ganglienzellen. Das sind Zellen, welche die Lichtwahrnehmung – unser Sehen – verarbeiten und über ihre langen Fortsätze, die Axone, weiterleiten. All diese Fortsätze werden an der Sehnervenscheibe gebündelt und laufen von hier aus in Richtung Gehirn, wo wir unsere Seheindrücke wahrnehmen.

Die Nervenzellen und -fasern sterben beim Glaukom ab, zunächst langsam und von den Betroffenen unbemerkt. Die Mediziner sprechen von der Apoptose, vom Zelltod. Verschiedene Faktoren können auf der Ebene der Zellen und ihrer einzelnen Bestandteile, z. B. der Mitochondrien, den „Kraftwerken der Zellen“, biochemische Vorgänge auslösen, die ein regelrechtes „Programm“ initiieren, das zum Zelltod führt. Der Schweizer Augenarzt und Wissenschaftler Prof. Dr. Josef Flammer, auf dessen Forschungen wir in diesem Buch wiederholt stoßen werden, hat es ein Apoptose-Programm genannt, das normalerweise in den Zellen des menschlichen Körpers ausgelöst wird, wenn die Zellen überaltert oder überflüssig geworden sind.

Die Nervenzellen in der Netzhaut von Glaukombetroffenen sind indes weder das eine noch das andere. Den Zelltod und damit den Untergang der Nervenfasern können eine Reihe von äußeren Faktoren beeinflussen oder auslösen. Eine schlechte oder stark schwankende Blutversorgung ist ein solcher Faktor. Ganz wichtig ist ein weiterer Faktor: ein erhöhter Augeninnendruck. Dieser Faktor steht denn auch fast ausschließlich im Zentrum einer jeden Glaukomtherapie. Dass daneben eine gute Durchblutung des Auges angestrebt werden sollte, versteht sich fast von selbst – die Zellen dieses Sinnesorgans brauchen mehr Sauerstoff als die Zellen eines jeden anderen Organs. Doch festzuhalten gilt: Glaukomtherapie ist vor allem eine ausreichende und anhaltende Senkung des Augeninnendrucks.

In der Behandlung geht es vor allem darum, den Augeninnendruck auf ein für die Nervenzellen sicheres Niveau zu senken.

Es ist erstaunlich, wie viele dieser Nervenzellen und ihrer Fortsätze absterben können, bevor es zu einer Beeinträchtigung des Sehens kommt: etwa ein Drittel bis die Hälfte. Erst dann treten im Gesichtsfeld die ersten Ausfälle auf, die die Betroffenen oft zunächst nicht einmal bemerken.

Vorher indes – und dies ist ein wichtiges Argument für eine Früherkennung des Glaukoms – kommt es durch den Zelluntergang und damit den Gewebeschwund zu Veränderungen am Augenhintergrund, die bei einer augenärztlichen Untersuchung festgestellt werden können. Über weite Teile der Netzhaut, vor allem aber im Zentrum des Augenhintergrunds, kommt es zu einer Verdünnung, einem Substanzverlust der Nervenfaserschicht in der Netzhaut. Besonders auffallend, manchmal geradezu dramatisch, sind die Veränderungen an der Papille, der Sehnervenscheibe (nicht zu verwechseln mit der Pupille, der Öffnung der Iris).

Die Excavation (Aushöhlung) der Sehnervenscheibe, der Papille, ist das wichtigste klinische Kennzeichen des Glaukoms.

Zunächst verändert sich der Randsaum der Papille und wird dünner. Dann scheint sie regelrecht einzusinken: Durch den Verlust von Nervenfasern werden die verbleibenden Axone tiefer in den Sehnerv hineingedrückt. Die Papille hat bei der Ophthalmoskopie und erst recht bei Hightech-Untersuchungen wie dem HRT und dem OCT eine Eindellung. Der Fachbegriff ist die Excavation. Je tiefer die Papille excaviert ist, desto fortgeschrittener ist der Sehnervenschaden und mit ihm das Stadium des Glaukoms.

Das Verhältnis dieser Eindellung zur gesamten Fläche der Papille wird als Cup-to-disc Ratio (C/D) bezeichnet und sagt etwas über das Ausmaß des Glaukomschadens aus. Eine C/D von 0,2 etwa kann noch im normalen Bereich liegen – manche Augen haben eine natürliche, eine „physiologische“ Excavation. Eine C/D von 0,8 hingegen, bei der 80 Prozent der Papillenfläche eingedellt sind, spricht sicherlich für einen fortgeschrittenen Glaukomschaden.

## Die Anatomie des Auges

Das menschliche Auge ist ein wahres Wunder der Natur (das zahlreicher Tierarten sogar noch mehr). Mit einem Durchmesser von 23 bis 24 mm hat es die Ausmaße einer Mozartkugel, mit einem Gewicht von nur 7,5 Gramm liegt es deutlich unter der Salzburger Kalorienbombe. Dieses kleine Organ ist von unglaublicher Leistungsfähigkeit. Von sechs zarten Muskeln bewegt erlaubt es uns Blickbewegungen, bei denen beide Augen so kooperieren, dass wir unsere Umwelt ohne Doppelbildwahrnehmung betrachten können – im gesundheitlichen Normalfall und in nüchternem Zustand.

In der Netzhaut, an der Innenseite der hinteren Augenabschnitte, stehen mehr als 130 Millionen Photorezeptoren bereit, um einfallende Lichtsignale aufzunehmen und über rund eine Million Ganglienzellen weiterzuleiten. Im Sehnerv, einer hellen und mit 4 mm Durchmesser einem Kabel gleichenden Struktur, werden die Fortsätze dieser Nervenfaserzellen gebündelt und zu dem im Hinterkopf gelegenen Sehzentrum geleitet. Dort werden die visuellen Eindrücke zu jenem Sinnesprozess, den wir „Sehen" nennen, verarbeitet.

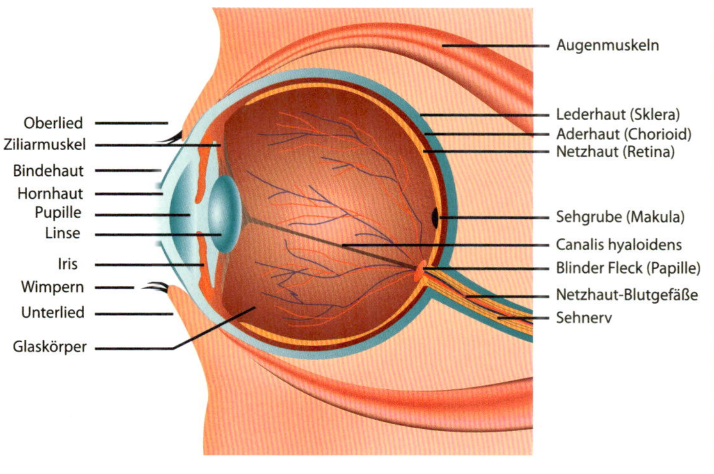


Der Aufbau des Auges

Der Sehnerv ist für unser Verständnis, was beim Glaukom passiert und welchen Schaden die Krankheit verursachen kann, von zentraler Bedeutung. Doch gehen wir zunächst von vorn nach hinten durch die wichtigsten anatomischen Schichten, die das Licht, also die von uns wahrgenommenen Bilder, durchläuft.

Den Schutzapparat des Auges, also die Lider, die Wimpern, die Tränendrüse, die zusammen mit kleineren Drüsen in den Lidern den für die Oberfläche so wichtigen Tränenfilm liefert, behandeln wir dabei etwas stiefmütterlich. Hier sei nur erwähnt, dass dieser Tränenfilm durch eine medikamentöse Glaukomtherapie in Mitleidenschaft gezogen werden kann; darauf werden wir bei der Betrachtung der Behandlung des Grünen Stars näher eingehen.

Die äußerste Schicht des Augapfels ist die transparente Hornhaut. Sie ist nur rund 0,6 mm dick und dank ihrer zahlreichen Nerven wahrscheinlich die empfindlichste Stelle des menschlichen Körpers. Wer schon einmal einen Hornhautfremdkörper oder eine Verletzung durch z. B. einen Fingernagel erlitten hat, wird dem zustimmen. Geschützt wird die Hornhaut durch die Lider, die reflexmäßig schließen, wenn Gefahr in Verzug ist, und den auf ihr und der Bindehaut (diese deckt die Hülle des Augapfels, die Lederhaut oder Sklera ab) befindlichen Tränenfilm.

Die Hornhaut wird durch die Lider und den Tränenfilm geschützt.

Das Auge ist mit klaren Flüssigkeiten gefüllt: im vorderen Augenabschnitt, einerseits zwischen der Rückfläche der Hornhaut und der Linse mit dem Kammerwasser, andererseits hinter der Linse bis zur Netzhaut mit dem geleeähnlichen Glaskörper. Für das Verständnis des Glaukoms ist das Kammerwasser extrem wichtig. Es wird von einer Ziliarkörper genannten Struktur hinter der Iris gebildet und zirkuliert durch die beiden Segmente Hinterkammer und Vorderkammer.

Die klassische Beschreibung des erhöhten Augeninnendrucks als dem wichtigsten Risikofaktor des Glaukoms – lange Zeit gleichgesetzt mit der Glaukomkrankheit an sich – basiert darauf, dass diese Strömung des Kammerwassers gestört ist: dass entweder vom Ziliarkörper zu viel Kammerwasser gebildet wird oder dass der Abfluss gestört ist oder beides. Den Abfluss des Kammerwassers zu verbessern und damit den Augeninnendruck zu senken ist das Ziel der meisten Interventionen in der Glaukomtherapie, auch der neuen minimalinvasiven Methoden (MIGS) (dazu später mehr).

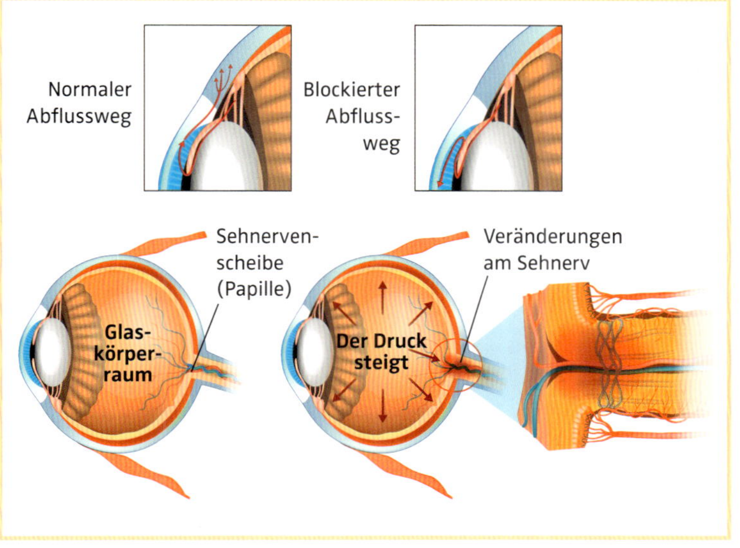


Links ein gesundes Auge, rechts Auge mit Glaukom

## Der Kammerwinkel

Dieser Abfluss erfolgt über den Kammerwinkel, also dem Winkel zwischen der Rückfläche der Hornhaut und der Vorderfläche der Iris, der Regenbogenhaut. Es ist übrigens diese Struktur, die sich bei Lichteinfall zusammenzieht und eine kleine Pupillenöffnung bildet, während sie sich in der Dunkelheit weit öffnet, um über eine große Pupille so viel Licht wie möglich ins Auge gelangen zu lassen, die unsere „Augenfarbe“ bestimmt: Was immer im Pass und vergleichbaren Dokumenten steht, ob „grün“, „blau“ oder „braun“ – es ist die Farbe der Iris. Der Augapfel selbst ist überwiegend weiß, die Farbe der Lederhaut (Sklera), der derben Hülle des Auges.

Der Kammerwinkel ist eine komplexe Struktur, die man mit einem Gonioskop beobachten kann.

Der Kammerwinkel ist eine komplexe Struktur, die die Augenärztin oder der Augenarzt mit einem kleinen auf das Auge aufgesetzten Kontaktglas, einem Gonioskop, beobachten kann. Ganz wichtig ist zunächst sein Erscheinungsbild: Ist der Winkel relativ groß, also offen, oder ist er sehr eng? Dieser grundlegende Befund führt zu der wichtigsten Unterscheidung zwischen den verschiedenen Formen des Glaukoms, auf die ich gleich näher eingehen werde.

Ein normaler und ziemlich weiter Kammerwinkel zeigt sich bei der in Europa weitaus häufigsten Glaukomform, dem primär chronischen Offenwinkelglaukom. Bei engen anatomischen Verhältnissen an dieser entscheidenden Schnittstelle mehrerer wichtiger Strukturen liegt im Fall eines erhöhten Augeninnendrucks und anderer Krankheitszeichen ein Engwinkelglaukom vor. Man kann zwar auch einen engen Kammerwinkel haben, ohne am Grünen Star erkrankt zu sein, doch ist in diesem Fall das Risiko erhöht, dass man doch einmal ein Glaukom und vielleicht sogar dessen extremste Form, einen Glaukomanfall, bekommt.

Ein enger Kammerwinkel liegt fast immer bei Menschen mit einer höhergradigen Weitsichtigkeit vor. Bei dieser Fehlsichtigkeit ist der Augapfel verhältnismäßig kurz, seinen Strukturen steht somit weniger Platz zur Verfügung, während beim Gegenteil, einer starken Kurzsichtigkeit, der Augapfel überdurchschnittlich lang ist. Auch asiatische Menschen haben oft einen engen Kammerwinkel (deswegen ist in einigen asiatischen Ländern das Engwinkelglaukom häufiger als das Offenwinkelglaukom), und auch bei zunehmendem Grauen Star wird der Winkel oft kleiner, weil bei der Katarakt die Linse nicht nur trüber, sondern auch dicker wird.

## Trabekelmaschenwerk und Schlemm-Kanal

Mit dem Gonioskop, in dem sich ein Spiegelsystem befindet, sodass die Augenärztin oder der Augenarzt einen guten Einblick in den Kammerwinkel hat, erkennt man einige feine Strukturen. Die wichtigste davon ist das Trabekelmaschenwerk, ein zartes Geflecht, das unter dem Mikroskop ein wenig an ein Sieb erinnert und auch so funktioniert. Durch dieses Trabekelwerk fließt das Kammerwasser und gelangt in den nach seinem Entdecker, dem

Berliner Anatomieprofessor Friedrich Schlemm (1795–1858), benannten Schlemm-Kanal.

Sowohl das Trabekelmaschenwerk als auch der Schlemm-Kanal spielen in der Behandlung des Glaukoms eine wichtige Rolle. Zahlreiche als Augentropfen verabreichte Glaukommedikamente senken den Augeninnendruck über die von ihnen bewirkte Erweiterung des Trabekelwerks. Auch die MIGS setzen hier an: Kleine Implantate wie der iStent inject ermöglichen dem Kammerwasser einen verbesserten Ausfluss, indem sie sozusagen einen künstlichen Abfluss durch das Trabekelwerk anlegen.

Das Trabekelmaschenwerk und der Schlemm-Kanal spielen in der Behandlung des Glaukoms eine wichtige Rolle.

Auch am Schlemm-Kanal kann die Glaukomchirurgie ansetzen: durch seine Erweiterung im Rahmen einer über die gesamten 360 Grad durchgeführten Kanaloplastik. Vom Schlemm-Kanal aus gelangt das meiste Kammerwasser (ein kleinerer Teil, etwa 15 Prozent, verlässt das Auge über den uveoskleralen Abfluss, Gefäße im Bereich der Iris und des Ziliarkörpers) in ein Geflecht von feinen Venen, über die es in den Blutkreislauf fortgetragen wird. Dass dadurch das Blut verdünnt wird, muss niemand befürchten: Das Auge produziert nur zwischen drei und neun Milliliter Kammerwasser pro Tag.

## Die Linse

Hinter der Iris liegt die Linse. Sie bündelt das einfallende Licht, und zwar im Idealfall so, dass auf der Netzhaut ein deutliches, ein scharfes Bild entsteht. Bei sehr vielen Menschen ist dies nicht der Fall und der Fokus dieses Bildes liegt nicht auf, sondern vor der Netzhaut. Dies geschieht bei der Kurzsichtigkeit (Myopie), jener Fehlsichtigkeit, die bei Kindern und Jugendlichen, in geringerem Grade auch bei Erwachsenen, immer häufiger wird. So häufig, dass Augenärzte von einer „Pandemie der Myopie“ gesprochen haben, bevor der Begriff Pandemie aus ganz anderem Anlass Teil des Wortschatzes wurde.

Die Entfernung des Grauen Stars (nicht zu verwechseln mit dem Grünen Star; mehr dazu später), also einer getrübten Linse, durch eine Operation ist der Zeitpunkt, an dem – wenn beide Leiden, Grauer und Grüner Star, vorliegen – eine MIGS ideal durchzuführen ist.

## Die Netzhaut

Die Netzhaut (Retina) ist ein komplexes Gebilde, das aus verschiedenen hauchdünnen Schichten besteht, unter denen die sogenannten Photorezeptoren, die Zapfen und die Stäbchen, von entscheidender Bedeutung sind. Diese spezialisierten und lichtempfindlichen Sinneszellen des Auges liegen in der äußersten Schicht der Retina. In der inneren Schicht liegen die Ganglienzellen, Nervenzellen mit sehr langen Fortsätzen. Alle diese Fortsätze verlaufen in Richtung der Sehnervenscheibe und von hier, wie schon beschrieben, als recht dickes Bündel zum Gehirn.

Die Beurteilung des Augenhintergrunds und der Netzhaut ist ein wesentlicher Teil einer Augenuntersuchung.

Die Beurteilung des Augenhintergrunds und damit der im normalen Licht rötlich erscheinenden Netzhaut ist ein ganz wesentlicher Teil einer Untersuchung des Auges. Sie kann mit verhältnismäßig einfachen Instrumenten wie einer starken, in den Strahlengang einer Lichtquelle gehaltenen Lupe erfolgen oder mit moderner Hightech wie der optischen Kohärenztomografie, bei der alle Schichten der Netzhaut wie unter einen Mikroskop dargestellt werden. Hier kann der Augenarzt, die Augenärztin den Verlust von Nervenzellen bei fortgeschrittenem Glaukom feststellen.

## Das Chiasma opticum

Der Weg dorthin, quer durch den menschlichen Kopf – denn die „Sehrinde" liegt im Bereich des Hinterkopfes – ist nicht frei von Risiken für die visuelle Wahrnehmung. Vor allem auf etwa halber Strecke dieses Weges können Probleme auftreten: im sogenannten Chiasma opticum, der Sehnervenkreuzung, an der ein Teil der Sehnervenfasern (und zwar jener von der jeweils nasenwärts gelegenen Hälfte der Netzhaut) zur anderen Seite hinüberzieht.

Im Bereich dieses Chiasmas können sich Tumoren bemerkbar machen, die z. B. von der nahe gelegenen Hirnanhangdrüse ausgehen. Wenn ein Tumor auf die Sehnervenfasern drückt, kann es zu Gesichtsfeldausfällen kommen, die im Anfangsstadium vielleicht mit den Gesichtsfelddefekten bei Glaukom verwechselt werden können. Bei fortgeschrittenen Befunden im Bereich des Chiasmas sind diese Defekte jedoch sehr charakteristisch; so kann z. B. eine Hälfte des Gesichtsfeldes mit einer scharfen, durch die Mitte der Wahrnehmung verlaufenden Grenze ausgefallen sein, eine sogenannte Hemianopsie. Die vom Grünen Star hervorgerufenen Schäden des Gesichtsfeldes indes sind eher, wie wir noch sehen werden, fleckförmig und in der Peripherie der Wahrnehmung gelegen.

## Die Papille

Für die Diagnose der Krankheit ganz entscheidend ist freilich die Papille, die Scheibe des Sehnervs – dort, wo sich alle Fortsätze der Ganglienzellen treffen, um gebündelt in Richtung Gehirn geleitet zu werden.

Die Papille ist eine bemerkenswerte und sensible Wegmarke bei der Verarbeitung unserer Seheindrücke. Im Gegensatz zu Nervenfasern in anderen Regionen des Körpers haben die hier zusammenlaufenden Nervenfasern keine Schutzhülle (Myelin), da sie durchsichtig sein müssen. Erst im Sehnerv bekommen die Fortsätze dieser Nervenzellen eine Myelinhülle – deswegen kann der Sehnerv bei einer wichtigen „demyelisierenden“ Erkrankung, bei der Nervenzellen diese Schutzhülle verlieren und damit oft nicht mehr funktionieren, beteiligt sein: der Multiplen Sklerose.

Der Anblick der Papille ist ganz entscheidend für die Diagnose eines Glaukoms. Hier manifestiert sich, wie wir noch sehen werden, der Untergang der Nervenzellen in Gestalt einer Eindellung,

> Der Anblick der Papille ist ganz entscheidend für die Diagnose eines Glaukoms.

einer Excavation. Wie so vieles im menschlichen Körper ist auch die Papille variabel. Es gibt neben der Norm überdurchschnittlich große und überdurchschnittlich kleine Sehnervenscheiben. Bei einer großen Papille haben, etwas vereinfacht ausgedrückt, die Nervenfasern mehr Platz, sodass es häufig zu einer ganz normalen, einer physiologischen Eindellung kommen kann. Diese von einer krankhaften, auf ein Glaukom zurückzuführenden Exkavation zu unterscheiden, ist eine diagnostische Herausforderung, bei der man auf Erfahrung und moderne Bildgebungsverfahren zurückgreifen muss, die die Papille detailliert analysieren.

### Weitere Strukturen

Am Augenhintergrund fallen neben dieser Sehnervenscheibe mehrere andere Strukturen auf. Dazu gehören die beiden großen Blutgefäße, die Netzhautarterie und die Netzhautvene, die an der Papille zu sehen sind und mit den Sehnervenfasern zusammen ins Auge ein- bzw. austreten. Und das leicht gelblich wirkende Zentrum der Netzhaut ist für unsere optische Wahrnehmung ganz essenziell: Es ist die Stelle des schärfsten Sehens, die Makula. Hier manifestiert sich die neben dem Glaukom andere wichtige Augenerkrankung des hohen Lebensalters, die altersabhängige Makuladegeneration, abgekürzt AMD.

Diese Strukturen der Netzhaut zu betrachten oder mit moderner Bildgebung zu analysieren, liefert nicht nur entscheidende Hinweise in der Diagnostik von Glaukom und AMD, sondern auch von einer diabetischen Augenbeteiligung, einer Retinopathie und anderen Leiden. Auch ein Bluthochdruck manifestiert sich an der Netzhaut, vor allem an ihren Gefäßen, auf charakteristische Weise.

Zu den zahlreichen Krankheiten, die mit Veränderungen am Augenhintergrund einhergehen können, gehören außerdem unter anderem Leukämien und Anämie, AIDS, Tuberkulose, Röteln und zahlreiche andere Infektionen, ferner Arteriosklerose und viele weitere Gefäßleiden. Die Dichter nennen die Augen das Fenster zur Seele – für Mediziner sind sie ein einzigartiges Fenster, durch das ein Blick auf die Gesundheit der betroffenen Person möglich ist.

## Risikofaktoren

### Der Augeninnendruck

Sie haben es bereits gelesen: Über lange Jahre ist die Glaukomkrankheit praktisch mit einem erhöhten Augeninnendruck – auch Intraokulardruck genannt, abgekürzt IOD – gleichgesetzt worden. Und dies nicht nur von medizinischen Laien, sondern auch von Ärzten: Noch bis in die 1970er und 1980er Jahre hinein wurde in medizinischen Fachbüchern das Glaukom definiert als eine Erkrankung, bei welcher der Augeninnendruck über 21 mmHg liegt. Der erhöhte Druck kommt primär dadurch zustande, dass das im Auge befindliche Kammerwasser nicht in dem gleichen Maße aus dem Auge abfließt, in dem es gebildet wird – oder, umgekehrt gesehen, dass mehr Kammerwasser gebildet wird, als abfließen kann.

> Über lange Jahre ist die Glaukomkrankheit mit einem erhöhten Augeninnendruck gleichgesetzt worden.

Dabei ist das, was wir als „normalen" Augeninnendruck bezeichnen, lediglich ein statistischer Mittelwert. Die meisten Menschen haben einen Augendruck zwischen 15 und 21 mmHg. Es gibt indes zahlreiche Menschen, die nur einen Druck von 8 oder 11 mmHg haben und, was ihre Augen betrifft, kerngesund sind. Und es gibt Menschen mit einem Augeninnendruck von 23 oder 24 mmHg, für die das Gleiche gilt – die also im Gegensatz zur überkommenen Krankheitsdefinition kein Glaukom haben.

Allerdings: Je höher der Augendruck steigt, desto geringer wird die Wahrscheinlichkeit, dass es sich noch um einen harmlosen Wert handelt. Findet der Augenarzt, die Augenärztin bei einer Routineuntersuchung einen Augeninnendruck von z. B.

32 mmHg, wird er höchstwahrscheinlich eine drucksenkende Therapie empfehlen, mit Augentropfen oder vielleicht einem kleinen minimalinvasiven Eingriff. Denn je höher der Augeninnendruck, desto größer ist die Gefahr, dass aus der „okulären Hypertension“ – so nennt man einen Augendruck, der höher als 21 mmHg ist, aber keinen Krankheitswert hat – doch noch ein Glaukom wird, also ein Zustand mit dem charakteristischen klinischen Befund, dem Untergang von Nervenzellen in Netzhaut und Sehnerv.

Wozu braucht das Auge überhaupt einen Innendruck? Ohne ihn hätte der Augapfel keine Stabilität. Dann könnte jede Augenbewegung und jeder Lidschlag zu einer Formveränderung führen, was für das Sehen natürlich nicht gut wäre. Ein normaler Augeninnendruck ist somit essenziell für die Funktion des Auges. Zu hoch jedoch sollte er nicht sein, und auch nicht zu niedrig: Ein extrem niedriger Augeninnendruck, eine okuläre Hypotonie, bis hinunter auf 0 mmHg liegt z. B. bei einer schweren perforierenden Verletzung vor, die umgehend operiert werden muss.

Eine solche Hypotonie kann auch als unerwünschte Nebenwirkung nach einer Glaukomoperation auftreten, die über das Ziel hinausgeschossen ist und den IOD viel stärker als erwartet oder erhofft gesenkt hat. In solchen Fällen muss nachgebessert werden, da sonst Komplikationen wie eine Aderhautabhebung oder eine Blutung ins Auge drohen.

Das Verständnis vom Wesen des Glaukoms wird oft erschwert, denn manchmal ist die Situation paradox: Auch ein vergleichsweise junger Mann oder, häufiger noch, Frauen von vielleicht Mitte fünfzig mit einem Augeninnendruck von 18 mmHg können einen ausgeprägten Glaukomschaden bei der Untersuchung von Sehnerv und Netzhaut aufweisen. Einen vermeintlich „normalen“ Druck von weniger als 21 mmHg zu haben, schützt also nicht immer vor Glaukom. Jeder Mensch hat eine individuelle

Drucktoleranz, das heißt, ein jeder von uns hat einen „Grenzwert“, jenseits dessen der Augeninnendruck einen Glaukomschaden verursachen oder mitverursachen wird.

## Die Drucktoleranz

Dass für die Allgemeinheit nach allen Statistiken dieser Grenzwert bei 21 oder 22 mmHg liegt, sagt für den Einzelnen wenig aus. Liegt mein persönlicher Grenzwert bei 26 mmHg, dann wird mein Auge einen Druck von 24 mmHg tolerieren, der bei meinem Nachbarn vielleicht ein Glaukom auslöst. Umgekehrt haben manche von uns eine niedrige Drucktoleranz, und für die als Beispiel genannte Patientin mag bereits ein Druck, der höher als 14 oder 16 mmHg ist, einen Schadensmechanismus auslösen. Es gibt keine allgemein verbindliche Grenze zwischen „gesundem“ und „pathologischem“ Augeninnendruck – 21 mmHg ist lediglich ein statistischer Wert. Jeder Mensch hat seine eigene, individuelle Drucktoleranz, die nicht überschritten werden sollte.

Jeder Mensch hat seine eigene, individuelle Drucktoleranz, die nicht überschritten werden sollte.

Die Krankheitsfälle, in denen Menschen ohne erhöhten Intraokulardruck einen Glaukomschaden erleiden – also den Verlust von Nervenzellen und als funktionelle Folge davon möglicherweise bereits einen Gesichtsfeldausfall –, sind Ausdruck einer Krankheitsform, die als Normaldruckglaukom bezeichnet wird. Es liegt auf der Hand: Würde man als Glaukome nur jene Fälle ansehen, bei denen der IOD erhöht ist, würden diese Patienten nie diagnostiziert werden! Damit wird aber auch deutlich, dass eine vermeintliche „Untersuchung auf Glaukom“, die lediglich aus einer Messung des Augendrucks besteht (und die mancherorts von nichtärztlichen Berufsgruppen angeboten wird), de facto wertlos ist. Alle Normaldruckglaukompatienten würden durch dieses Raster fallen.

Die Untersuchung auf Glaukom ist nur durch die Beurteilung von Netzhaut und Sehnerv valide. Eine reine Messung des Augeninnendrucks reicht nicht aus!

**Glaukomfrüherkennung**
Eine Glaukomfrüherkennung oder eine Glaukomdiagnostik basiert auf der Untersuchung von Netzhaut und Sehnerv, gegebenenfalls einer Gesichtsfelduntersuchung und immer natürlich der Messung des Augeninnendrucks als wichtigem und einzigem gezielt der Therapie zugänglichen Risikofaktor.

Normaldruckglaukome (international NTG abgekürzt, normal-tension glaucoma) sind häufiger als ursprünglich angenommen. Wahrscheinlich hat rund ein Drittel der Glaukompatienten in Mitteleuropa diese Glaukomform. Eine andere Zahl ist bemerkenswert: Man schätzt, dass etwa die Hälfte der Menschen, die an Glaukom leiden, bei einer augenärztlichen Untersuchung zu einem zufälligen Zeitpunkt einen Druck von weniger als 21 mmHg haben, also ebenfalls ein ausschließlich am IOD orientierten Kriterium gar nicht erfüllen würden. Dies liegt daran, dass gerade Glaukompatienten über 24 Stunden starke Schwankungen des Augendrucks aufweisen, was eine kontinuierliche Überwachung, ein Druckmonitoring (mehr dazu später), als sehr sinnvoll erscheinen lässt.

Die Erforschung dieser Sonderform hat in den letzten Jahren unser Wissen um die Pathogenese des Glaukoms beträchtlich erweitert. Wieder einmal muss der Schweizer Augenarzt Prof. Dr. Josef Flammer genannt werden, der mit seinem Team hier Herausragendes geleistet hat. Flammers Forschungen über rund vier Jahrzehnte ist es vor allem zu verdanken, dass wir die Rolle der Durchblutung beim Glaukom und besonders beim Normaldruckglaukom besser verstehen. Dieses weite Feld wird sehr speziell in zahlreichen Schriften und in seinem exzellenten, in rund zwei Dutzend Sprachen übersetzten Buch abgehandelt (siehe „Weiterführende Informationen“ auf Seite 129). Eine Quintessenz dieser Forschungen, die schließlich zur Etablierung des Flammer-Syndroms (siehe nächster Abschnitt), geführt hat, sei hier herausgestellt: Gerade Menschen mit Normaldruckglaukom haben oft einen niedrigen und/oder einen schwankenden Blutdruck.

Überhaupt spielt die Durchblutung in der Pathogenese des Glaukoms – des Normaldruckglaukoms, aber oft auch beim klassischen Hochdruckglaukom – eine wichtige Rolle. Flammer hat unter anderem dargelegt, dass Phasen mit einer schwankenden Durchblutung, bei denen die Nervenzellen erst zu wenig Sauerstoff und Nährstoffe bekommen und dann, nach Verbesserung der Durchblutung z. B. bei einer Normalisierung eines zu niedrigen Blutdrucks, plötzlich ein Überangebot haben, zum Zelltod führen oder beitragen können. Der Schweizer Professor nennt diesen nachteiligen Effekt einer wieder einsetzenden Durchblutung den „Reperfusionsschaden“.

**Hypotonus und Hypertonus**

Ein niedriger Blutdruck (Hypotonus) gilt in der Medizin weithin als weniger gefährlich als ein massiv erhöhter Blutdruck (Hypertonus). Beim Glaukom kann jedoch gerade ein niedriger oder ein stark schwankender Blutdruck zur Schädigung der Nervenzellen beitragen. Gerade beim Glaukom ist also ein stabiler Blutdruck im Normbereich anzustreben.

## Das Flammer-Syndrom

An die erste Patientin erinnert sich Prof. Dr. Josef Flammer noch genau. Es war Anfang der 1980er Jahre, der Schweizer Augenarzt war noch Assistenzarzt in Bern; die Leitung der Universitätsaugenklinik in Basel sollte er 1987 übernehmen: „Sie war Mitte vierzig, sehr schlank und hatte ein Normaldruckglaukom. Beinahe noch auffallender: Sie hatte sehr kalte Extremitäten. Wir begannen uns zu fragen, ob es einen Zusammenhang mit dem Augenbefund gab. Bei einer Spezialuntersuchung ihrer Hände fanden wir schnell heraus, dass sie unter sogenannten Vasospasmen litt: die kleinen Blutgefäße in der Peripherie – das können die Finger sein oder auch das Ohr, das Auge – krampfen sich als Reaktion auf einen Reiz wie Kälte oder Stress regelrecht zusammen."

Vor allem Frauen kennen diese Symptome: kalte Hände und Füße, schlechtes Einschlafen, eher niedriger Blutdruck, dazu auch manchmal Migräneattacken und Tinnitus. Diese Merkmale können auf ein Problem in der Regulation der Blutgefäße hinweisen. Zunächst schien es ein Zufallsbefund neben einer Augenkrankheit zu sein. Doch zu dieser Zeit häuften sich in der internationalen Literatur Berichte über Personen mit Glaukom, ohne dass ein zu hoher Druck im Auge vorliegt.

Menschen mit Normaldruckglaukom haben sehr häufig einen niedrigen Blutdruck.

Menschen mit dieser Normaldruckglaukom genannten Variante haben, so stellte sich bald heraus, sehr häufig einen niedrigen Blutdruck. Das bedeutet: Ein niedriger Druck in der das Auge versorgenden Arterie macht es dem Sauerstoff und Nährstoffe transportierenden Blut vereinfacht gesprochen schwer, den durch den Augeninnendruck im Auge aufrechterhaltenen Widerstand zu überwinden. Personen mit Normaldruckglaukom versucht man daher zum einen durch eine Stärkung des Kreislaufs zu behandeln und andererseits – wie beim klassischen Hochdruckglaukom – den Augeninnendruck mit Augentropfen weiter zu senken, um so das das Gleichgewicht zwischen dem Druck im Auge und dem Druck in der das Auge versorgenden Arterie zugunsten Letzterer zu beeinflussen.

Die Basler Forschungen zu solchen Problemen in der Mikrozirkulation, also in den ganz kleinen Blutgefäßen, führten dazu, dass Patienten und vor allem Patientinnen, denen bislang die Ärzte kaum helfen konnten, an der Schweizer Universitätsklinik Rat suchten. Heute weiß man, dass generalisierte Störungen der Gefäßregulation nicht nur weit verbreitet sind, sondern auch mit bestimmten Symptomen einhergehen und bevorzugt bei Menschen mit charakteristischen Merkmalen auftreten.

**Klinische Zeichen des Flammer-Syndroms**

Das Flammer-Syndrom ist durch eine Reihe von Befunden gekennzeichnet, die allesamt oder mehrheitlich auftreten können. Die wichtigsten klinischen Zeichen des Flammer-Syndroms sind:

- niedriger Blutdruck (arterielle Hypotonie)
- kalte Extremitäten
- verlängerte Einschlafzeit
- geringes Durstgefühl
- erhöhtes Ansprechen auf Medikamente, z. B. Kalziumantagonisten und Betablocker
- vermehrte Inhomogenität der Hauttemperatur unter Stress (bis hin zur sichtbaren Fleckenbildung der Haut)
- Anfälligkeit für Tinnitus und Migräne

Personen mit Flammer-Syndrom sind oft

- ambitioniert und arbeiten eher in gehobenen Berufen,
- schlank, mit niedrigem BMI, sportlich,
- neigen zum Perfektionismus.

Ferner deutet sich an, dass eher Frauen als Männer betroffen sind.

Das Flammer-Syndrom zu haben, bedeutet nicht automatisch, krank zu sein. In gewisser Weise könnte es sogar eine Schutzfunktion vor einem der wichtigsten krank machenden Faktoren in den Industrienationen ausüben: Die Arteriosklerose, die Ablagerung von Stoffwechselprodukten in den Blutgefäßen („Verkalkung“) und ihre Folgen wie z. B. Herzinfarkt sind bei diesem Personenkreis offenbar seltener. Der typische Arteriosklerosefall mit Übergewicht, erhöhten Blutfettwerten, Bluthochdruck und mangelnder physischer Aktivität erscheint wie der Gegenpol des Individuums mit Flammer-Syndrom. Aber das Flammer-Syndrom prädestiniert für bestimmte Erkrankungen. Neben dem Normaldruckglaukom und dem Tinnitus ist auch die Migräne bei diesem Personenkreis relativ häufig.

Professor Flammer:
*„Je stärker die Regulation der Augendurchblutung z. B. wegen einem Flammer-Syndrom gestört ist, umso empfindlicher reagiert das Auge auf einen Augendruckanstieg oder Blutdruckabfall. Je nach Bedarf und individueller Situation wird man versuchen, den Augendruck zu senken oder die Regulation zu verbessern."*

## Genetische Faktoren

Zu den weiteren Risikofaktoren gehört die genetische Belastung: Wer Verwandte ersten Grades mit Glaukom hat, unterliegt einer erhöhten Erkrankungswahrscheinlichkeit. Auch kurzsichtige Menschen – oder zumindest höhergradig kurzsichtige Menschen – haben gehäuft Glaukom. Diese Fehlsichtigkeit kann eine Reihe weiterer Komplikationen nach sich ziehen, vor allem eine Netzhautablösung.

## Diabetes

Etwas anders sieht es offenbar beim Diabetes mellitus aus, der vor allem durch seine als diabetische Retinopathie bezeichnete Netzhautkomplikation das Auge schädigen kann. Unter der Retinopathie versteht man Veränderungen am Augenhintergrund und dort vor allem an den Blutgefäßen der Netzhaut. In fortgeschrittenen Fällen können diese in den Glaskörper vorwachsen und die schwere Form des Leidens, die proliferative diabetische Retinopathie, auslösen.

Diabetische Augenveränderungen gelten als häufigste Ursache für Sehbehinderung und Erblindung.

Die diabetischen Augenveränderungen in ihrer Gesamtheit gelten als häufigste Ursache für Sehbehinderung und Erblindung im gewerbstätigen Alter. In der Literatur wird auch Glaukom als bei Diabetikern häufiger genannt; es gibt indes auch Studien, die keinen Zusammenhang nachweisen konnten. Dies gilt zumindest für das im Fokus dieses Buches stehende primär chronische Offenwinkelglaukom. Unzweifelhaft mit dem Diabetes steht jedoch eine bestimmte Form des Sekundärglaukoms in Zusammenhang, bei der sich neue und krankhafte Blutgefäße auf der Iris bilden. Dies ist allerdings ein eher seltenes Krankheitsbild.

Auch die Ethnizität beeinflusst das Risiko, an Glaukom zu erkranken. Menschen mit dunkler Hautfarbe, also solche mit afrikanischen Vorfahren, haben häufiger Glaukom und erkranken im Durchschnitt in einem jüngeren Lebensalter als Kaukasier. In Asien ist das Engwinkelglaukom weitaus häufiger als bei uns in Europa, und Japaner erkranken besonders häufig an Normaldruckglaukom.

### Das Alter

Fasst man alle bekannten Faktoren zusammen, die ein Risiko darstellen, an Glaukom zu erkranken, so ist ein erhöhter Augeninnendruck an erster Stelle zu nennen. Auch die genannten Unregelmäßigkeiten in der Blutversorgung des Auges spielen eine Rolle. Doch das Glaukomrisiko betrifft nicht alle Schichten der Bevölkerung in gleichem Maße. Wie bei zahlreichen anderen Krankheiten ist auch das Alter ein Risikofaktor. Die Erkrankung ist in jüngeren Jahren – sieht man von den Sonderformen des angeborenen Glaukoms und des juvenilen Glaukoms ab – selten, sodass allgemein Menschen ab dem 40. Lebensjahr geraten wird, sich regelmäßig (z. B. alle drei bis fünf Jahre) auf Glaukom untersuchen zu lassen.

Jenseits des 40. Lebensjahres geht man von einer Prävalenz (der Häufigkeit innerhalb einer Population) von ungefähr zwei Prozent aus, die für Menschen jenseits des 80. Lebensjahres auf gut vier Prozent ansteigt. Eine noch höhere Zahl wurde bei einer epidemiologischen Untersuchung in Süddeutschland gefunden: In einer Studiengruppe, die aus älteren Mitbürgern zwischen 68 und 96 Jahren bestand, wurde bei neun Prozent ein Glaukom festgestellt.[1]

## Späte Symptome

Wer ein Magengeschwür entwickelt, wird unter drückenden Bauchschmerzen leiden. Wer beim Urlaub in z. B. Ägypten oder Mexiko ungewaschenen Salat gegessen hat, wird möglicherweise an einer Gastroenteritis, einer Infektion des Verdauungstrakts erkranken und sich in den nächsten Stunden, wenn nicht Tagen bevorzugt in der Nähe der nächstgelegenen Toilette aufhalten müssen. Und, um beim Thema Auge zu bleiben, wer eine beginnende Linsentrübung entwickelt, einen Grauen Star, bemerkt ein Nachlassen der Sehschärfe und wird durch dieses Symptom aufgeschreckt, schnellstmöglich einen Augenarzt oder eine Augenärztin aufsuchen.

Unser Körper verfügt über eine Art Frühwarnsystem, das uns darauf hinweist, wenn etwas nicht in Ordnung ist. Fast alle Krankheiten beginnen mit Symptomen. Diese können harmlos sein, wie Niesreiz bei einer leichten Allergie. Typischerweise warnt uns der Körper mit Schmerzen oder mit einer eingeschränkten Funktion des betroffenen Organs. Beim Offenwinkelglaukom ist dies meist nicht der Fall – es verläuft für viele Betroffene oft über lange Zeit praktisch symptomlos und unbemerkt. Dies ist das Gefährliche am Glaukom: Viele Menschen – die Dunkelziffer wird ähnlich hoch geschätzt wie die der behandelten Personen – haben die Krankheit und wissen es nicht.

Das Gefährliche am Glaukom: Viele Menschen haben die Krankheit und wissen es nicht.

Zur Gefährlichkeit des Glaukoms trägt neben der weitgehenden Symptomlosigkeit noch bei, dass der Schaden, den die Krankheit verursacht und der nicht selten erst viele Jahre nach ihrem Beginn auftritt, oft auch subjektiv zunächst wenig auffällig ist. Im Gegensatz zu manch anderer Augenkrankheit ist die Sehschärfe, das zentrale Sehen, nämlich nicht beteiligt – einen Rückgang der Sehschärfe (auch Visus genannt) bemerkt man als Betroffener meist sofort. Beim Glaukom dagegen kommt es zu Ausfällen im Gesichtsfeld – und dies nicht im Zentrum, sondern in der Peripherie unserer Wahrnehmung. Dort nehmen wir Schädigungen oft kaum wahr.

Erschwerend kommt ferner hinzu, dass uns unser Gehirn bei beginnenden Gesichtsfeldausfällen einen von der Natur zwar vorgegebenen, in dieser Situation aber bösen Streich spielt. Das Sehzentrum im Gehirn verschleiert nämlich diese Ausfälle. Obwohl Objekte der Umwelt gar nicht mehr wahrgenommen werden, ergänzt das Gehirn die fehlenden Informationen anscheinend logisch und füllt die Lücken praktisch auf mit Farben oder Formen in unmittelbarer Umgebung des Defekts.

Greift man nicht mit einer erfolgreichen Therapie ein, werden diese Ausfälle allmählich größer und nehmen immer mehr von der Gesichtsfeldwahrnehmung weg. Im Endstadium ist schließlich, oft bis auf einen kleinen Rest, das ganze Gesichtsfeld betroffen – das Auge ist erblindet. Dies gilt es durch rechtzeitige Erkennung und moderne Behandlung des Glaukoms zu verhindern.

Wohlgemerkt und wie schon geschildert: Dies gilt für die bei Weitem in Mitteleuropa häufigste Glaukomform, das chronische Offenwinkelglaukom. Verschiedentlich findet sich ein Hinweis auf Kopfschmerzen bei den Betroffenen, doch ist dies nicht eindeutig und möglicherweise auf das Missverständnis zurückzuführen, dass ein erhöhter IOD sich unbedingt subjektiv bemerkbar machen müsse – was er nicht muss.

Etwas anders liegen die Verhältnisse beim Engwinkelglaukom. Wenn dieses zu einem akuten Verschluss des Kammerwinkels führt, steigt der Intraokulardruck massiv an; in dieser Situation sind Druckwerte von 50, 60 oder mehr mmHg möglich. Dies tut dann in der Tat weh – sehr weh! Ein solcher akuter Glaukomanfall geht mit starken Schmerzen im Auge und auch mit Kopfschmerzen einher.

Auch die verschiedenen Sekundärglaukome können Symptome verursachen; neben Schmerzen unter anderem Verschwommensehen, Blendungsempfindlichkeit und Lichtscheu (Photophobie). Diese Glaukomformen sind jedoch aufgrund ihres klinischen Erscheinungsbildes oft bereits diagnostiziert – sie haben keine so hohe Dunkelziffer wie das chronische Offenwinkelglaukom.

## Früherkennung und Diagnose

Da das primär chronische Offenwinkelglaukom, die in Mitteleuropa bei Weitem häufigste Form des Glaukoms, eine über lange Zeit weitgehend symptomlose Erkrankung ist, müssen sich die möglicherweise von ihr Betroffenen der Untersuchung auf Glaukom regelrecht anbieten. Augenärzte fordern, dass eine Früherkennungsuntersuchung auf Glaukom eine solche Selbstverständlichkeit sein sollte wie eine Früherkennung auf bestimmte Krebserkrankungen.

> Veranstaltungen für Interessierte, Betroffene und Angehörige bietet beispielsweise der Initiativkreis Glaukom regelmäßig online an.

Dies kann natürlich nur gelingen, wenn bei der Bevölkerung ein Kenntnisstand zum Glaukom besteht, was das Ziel von Informations- und Aufklärungsbemühungen von augenärztlichen Organisationen ist. Neben zahlreichen Möglichkeiten, sich im Internet zu informieren, werden in allen drei deutschsprachigen Ländern regelmäßig Informationsveranstaltungen angeboten. Solche Veranstaltungen für Interessierte, Betroffene und Angehörige bietet beispielsweise der Initiativkreis Glaukom regelmäßig auch online an (www.glaukom.de).

Die gesundheitspolitischen Voraussetzungen, unter denen Früherkennungsuntersuchungen stattfinden, unterscheiden sich zwischen Deutschland, Österreich und der Schweiz und vielerorts auch nach Versicherungsstatus. Nichts ist ewig – das gilt ganz besonders für das Gesundheitswesen. Bitte informieren Sie sich, ob die Früherkennungsuntersuchung eine Selbstzahlerleistung in Ihrer Heimatregion ist. Angesichts der Gefährlichkeit der Krankheit lässt sich sicher argumentieren, dass es in diesem Fall eine sinnvolle Investition ist. Was jedoch überall in Europa Standard ist: Wenn ein Glaukom festgestellt wird, ist die Kostenübernahme der Behandlung durch Krankenkassen und Versicherungen gewährleistet.

**Lassen Sie sich regelmäßig untersuchen!**
Vom 40. Lebensjahr an sollte man sich alle zwei bis fünf Jahre augenärztlich untersuchen lassen. Besonders Menschen mit erhöhtem Risiko – also z. B., wenn Glaukom in Ihrer Familie häufig ist – ist eher eine jährliche Untersuchung anzuraten.

## Messung des Augeninnendrucks

Neben den Grundlagen einer jeden augenärztlichen Untersuchung wie der Bestimmung der Sehschärfe (Fachausdruck: Visus) und der Beurteilung der äußeren Augenabschnitte an der Spaltlampe ist die Messung des Augeninnendrucks ein zentraler Aspekt, wenn es darum geht, herauszufinden, ob ein Glaukom vorliegt. Dafür gibt es verschiedene Techniken.

Klassisch ist die nach dem in Bern wirkenden Augenarzt Hans Goldmann benannte Goldmann-Tonometrie. Man bekommt einen Tropfen in jedes Auge, der sowohl einen Farbstoff wie ein Lokalanästhetikum erhält. So spürt man die kurze Berührung der Hornhaut durch den Messzylinder des Gerätes nicht. Arzt oder Ärztin können während des kurzen Moments dieser Berührung durch den stempelförmigen Zylinder den Augeninnendruckwert ablesen.

Eine Alternative ist die Messung mit einem Non-contact-Tonometer, bei dem ein Luftstrahl auf das Auge geschossen und durch die Art der Reflexion von der Augenoberfläche der Druck im Auge bestimmt werden kann. Die Methode nach Goldmann gilt – man verzeihe das Wortspiel – als Goldstandard der Augeninnendruckmessung.

Die Methode nach Goldmann gilt als Goldstandard der Augeninnendruckmessung.

## Untersuchung der Sehnervenscheibe

Der zweite wichtige Schritt ist die Untersuchung der Sehnervenscheibe, der Papille, mit einem Ophthalmoskop. Dieses Instrument gibt es in verschiedenen Versionen. Vielerorts gehört zur Ophthalmoskopie, also zur Untersuchung mit dem Augenspiegel (ein traditioneller Begriff für ein Untersuchungsinstrument, das auf die wirklich mit einem Spiegel versehene Erfindung durch Hermann von Helmholtz 1850 zurückgeht) im weitesten Sinne auch die Fotografie der Papille und der zentralen Netzhaut mit einer Kamera.

So sind Veränderungen dokumentiert, und bei einer Kontrolluntersuchung lässt sich – vor allem wenn die Praxis oder die Klinik über eine Software zur vergleichenden Auswertung solcher Bildgebungen verfügt – leicht feststellen, ob ein Glaukom sich verschlechtert hat, also eine Progression aufweist, oder ob aus einem früher noch normalen Befund der Papille und der Nervenfaserschicht in der Netzhaut jetzt ein Glaukomschaden geworden ist.

Die Beurteilung solcher Bildgebungen bei starker Vergrößerung erlaubt es der Augenärztin oder dem Augenarzt, auch feine Veränderungen gegenüber einem Vorbefund zu entdecken. Hinweise auf eine solche Progression sind z. B. Ausdünnungen des Randsaums der Papille oder eine Zunahme einer zunächst leichten bestehenden Eindellung (Excavation) der Sehnervenscheibe.

> Die optische Kohärenztomografie (OCT) ist eine der detailliertesten Untersuchungen auf Glaukom.

Die Nervenfaserschicht der Netzhaut (international RNFL, retinal nerve fiber layer) wird typischerweise durch den Zelluntergang dünner, was sich auf in rotfreiem Licht aufgenommenen Bildern zeigt. Mit dem Hightech-Gerät OCT (siehe weiter unten) lässt sich ihre Schichtdicke auf Bruchteile von Mikrometern genau vermessen, was nicht nur bei Glaukom, sondern auch bei anderen Augenerkrankungen für die Diagnostik hilfreich ist.

Ein weiterer Befund, der auf ein Fortschreiten des Glaukomschadens hinweist, sind kleine, spritzerförmige Blutungen am

Rand der Papille. Diese kleinen Blutungen sind beinahe charakteristisch für das Normaldruckglaukom, bei dem die Problematik der kleinen Blutgefäße im Auge und ihrer Versorgung (Perfusion) eine besondere Rolle spielen.

## Messung der Hornhautdicke

In Zusammenhang mit der Beurteilung des Augeninnendrucks kann sich auch eine Messung der Hornhautdicke (Pachymetrie) als sinnvoll erweisen. Wenn die Hornhaut überdurchschnittlich dünn oder überdurchschnittlich dick ist, verfälscht dies das Ergebnis der Tonometrie. Es gibt eine Umrechnungsformel, mit der ein gemessener IOD-Wert aufgrund der gemessenen Hornhautdicke aktualisiert wird. Seit Einführung der Untersuchungsmethode hat man herausgefunden, dass eine sehr dünne Hornhaut ein unabhängiger Risikofaktor für einen Glaukomschaden ist.

## Untersuchung des Gesichtsfeldes

Wenn der Verdacht auf einen bereits fortgeschrittenen Glaukomschaden besteht, wird eine Untersuchung des Gesichtsfeldes, eine Perimetrie, erfolgen. Diese Untersuchung erfordert eine gewisse Konzentration und Ausdauer der Betroffenen, sodass vielfach bei einem Termin nur ein Auge untersucht wird.

Sie findet an einem computergesteuerten Gerät statt, an dem Lichtreize vorgegeben werden, die Sie bei Wahrnehmung durch das kurze Betätigen einer Klingel bestätigen. Mit moderner perimetrischer Technik lassen sich auch frühe, beginnende Gesichtsfeldausfälle feststellen, die Ihnen selbst noch nicht bewusst geworden sind.

Glaukomatöse Lücken im Gesichtsfeld, sogenannte Bjerrum-Skotome, tauchen zunächst in der Peripherie auf, werden im Falle des Fortschreitens der Krankheit größer, betreffen aber erst in der Endphase das Zentrum des Sehens. Dies führt zu der scheinbar paradoxen Situation, dass Menschen mit weit fortgeschrittenem Glaukom zwar noch eine durchaus akzeptable Sehschärfe (die vom zentralen Sehen abhängt) haben, aber de facto blind sind, da sie sich wegen des praktisch erloschenen peripheren Sehens nicht länger orientieren können.

## Optische Kohärenztomografie

> Die Glaukomdiagnostik hat in jüngster Zeit eine enorme Bereicherung durch bildgebende Hightech-Diagnostik erfahren.

Die Glaukomdiagnostik hat in jüngster Zeit eine enorme Bereicherung durch bildgebende Hightech-Diagnostik erfahren. Die Untersuchung mit dem Heidelberg Retina Tomograph (HRT) oder der optischen Kohärenztomografie (OCT) liefert eine exakte Analyse, ob und in welchem Ausmaß Sinneszellen zugrunde gegangen sind.

Bei einer OCT sieht man die Netzhaut wie unter einem Mikroskop und erhält sehr detaillierte Hinweise darauf, ob und in welchem Maße und in welcher der zehn Zellschichten der Netzhaut Zellen untergegangen sind. Diese hochauflösende Darstellung feinster Strukturen kann auch deutliche Hinweise darauf geben, ob z. B. bei einem bislang mit drucksenkenden Augentropfen behandelten Patienten nun ein operativer Eingriff indiziert ist, um eine weitere Schädigung der sensiblen Sinneszellen zu verhindern, oder ob bei einem bislang nicht behandelten, aber regelmäßig kontrollierten „Glaukomverdächtigen“, also einer Person, bei der das Leiden noch nicht manifest ist, aber eine deutliche Risikosituation vorliegt, jetzt eine Therapie, z. B. ein minimalinvasiver Eingriff, eine Laserbehandlung oder die Verschreibung von Medikamenten (Augentropfen) eingeleitet werden sollte.

## 24-Stunden-Drucküberwachung

31.536.000 (einunddreißig Millionen fünfhundertsechsunddreißigtausend): So viele Sekunden hat ein Jahr (ein Schaltjahr hat noch 86.400 mehr). Ein Glaukompatient, dessen Intraokulardruck (IOD) regelmäßig überwacht werden muss, geht viermal im Jahr zum Augenarzt oder zur Augenärztin, wo mit einem Tonometer der Augeninnendruck gemessen wird. Die Messung dauert rund drei Sekunden – pro Jahr werden also zwölf Sekunden Daten eines Messwertes erfasst, der als Hauptrisikofaktor des Glaukoms gilt. Und der weitgehend der einzige Faktor ist, den man therapeutisch angeht: Glaukomtherapie hat das Ziel, den Augeninnendruck so weit zu reduzieren, dass er in einem individuell „sicheren" Bereich liegt. Dieser mag bei manchen Menschen bei 18 mmHg, bei anderen bei 14 mmHg oder noch tiefer liegen.

Die sehr stichprobenartige Evaluierung des Augeninnendrucks, die typischerweise oft auch noch zu identischen Tageszeiten stattfindet, nämlich den Sprechstundenzeiten, wird schon seit Längerem von Augenärzten als eine Crux in der Betreuung von Glaukompatienten erkannt. Ähnlich wie der Blutdruck weist nämlich auch der Augeninnendruck bei vielen Betroffenen ausgeprägte Schwankungen über den Tages- und Nachtverlauf auf.

In den letzten Jahren hat sich die Erkenntnis durchgesetzt, dass starke Fluktuationen des IOD möglicherweise bei zahlreichen Menschen sogar noch nachteiliger sind als ein traditionell „zu hoher", aber konstanter Augeninnendruck. Bei Patienten, die zu Hause über 24 Stunden unter ärztlicher Anleitung regelmäßige Selbstdruckmessungen vornahmen, hatten jene mit kräftigen Druckschwankungen ein fast fünffach höheres Risiko einer progressiven Schädigung der Netzhautaxone – und damit dem klinischen Befund des Glaukoms, fortschreitende Gesichtsfeldausfälle, im schlimmsten Fall bis zur funktionellen Erblindung – als die

Patienten mit den geringsten Druckschwankungen im Tagesverlauf.

Glaukom ist eine 24-Stunden-Krankheit, daher sind über 24 Stunden erhobene Daten zum Augeninnendruck wichtig.

Doch nicht nur die Schwankungen des Augeninnendrucks entziehen sich der Diagnostik. Die Spitzendruckwerte von rund zwei Dritteln aller Patienten entgehen der augenärztlichen Überwachung, da sie nachts oder zu anderen Zeiten auftreten, in denen man für gewöhnlich nicht in der augenärztlichen Praxis sitzt.[2],[3]

Seit einer Reihe von Jahren versucht man, diese Lücke zu schließen und Druckwerte zu den unterschiedlichsten Tageszeiten zu ermitteln, um bessere Informationen über das genaue individuelle Druckprofil zu gewinnen. Dabei gilt es vor allem, das Ausmaß eventueller Schwankungen zu ermitteln und zu erfahren, wie hoch die peaks sind, die maximalen Druckwerte über 24 Stunden. Diese können sich ganz beträchtlich von den in der Praxis gemessenen Werten unterscheiden.

Ein solcher Weg, umfassendere Daten als nur bei Untersuchungen in der Praxis zu gewinnen, ist die Selbst-Tonometrie, also die Messung durch die Betroffenen selbst, zu Hause und zu beliebigen Tages- und Nachtzeiten. Es werden mehrere Selbst-Tonometer auf dem Markt angeboten, deren Zuverlässigkeit und Sicherheit stark davon abhängen, wie gut man mit dem Gerät umgehen kann.

Wirkliches Rund-um-die-Uhr-Druckmonitoring geht natürlich nur, wenn Sie sich nicht selbst um die Messung kümmern müssen. Vor allem zu erfahren, wie sich die Druckwerte im Schlaf verhalten, kann sich als wichtig erweisen. Dazu muss ein Messgerät quasi immer im Einsatz sein. Dies ermöglicht eine neue, in Deutschland entwickelte Technologie: Ein bemerkenswerter Fortschritt ist ein kleiner Sensor unter der Bezeichnung eyemate bzw. Argos.

Der Mikrochip wird ähnlich wie eine Intraokularlinse bei einer Operation des Grauen Stars in die Vorderkammer des Auges implantiert und verbleibt dort, wo er weder funktionell noch kosmetisch stört und von nun an kontinuierlich den Augeninnendruck misst. Die Messung erfolgt über ein externes Handgerät, einer TV-Fernbedienung ähnlich, das man kurz in Augenhöhe hält und betätigt.

Die Daten werden per Smartphone-App auf eine internetbasierte Datenbank übertragen. Ärztin oder Arzt haben dann die Möglichkeit, jederzeit auf die Daten zuzugreifen und sich über den Krankheitsverlauf zu informieren bzw. können automatisierte Warnmeldungen erhalten, wenn es z. B. zu unerwarteten Druckspitzen kommt, die eine Therapieangleichung erfordern. Die Druckmessungen können zu jeder Tages- und Nachtzeit bequem erfolgen.

*Ein ins Auge implantierter Mikrochip zum kontinuierlichen Monitoring des Augeninnendrucks ist ein Riesenfortschritt in der Betreuung unserer Glaukompatienten. Aktuell werden diese Biosensoren in Kombination mit einer ohnehin stattfindenden Glaukom- oder Kataraktoperation implantiert. Solche Biosensoren und Messsysteme werden weiter miniaturisiert werden. Für die Zukunft sind permanente, den Augeninnendruck überwachende Biosensoren wahrscheinlich, wodurch der infrage kommende Personenkreis deutlich größer wird und mit der Therapieüberwachung in deutlich früherem Stadium begonnen werden kann. Das verbessert die Aussichten, das Sehvermögen unserer Glaukompatienten zu bewahren.*
Prof. Dr. Burkhard Dick, Bochum

In jüngster Zeit ist eine Weiterentwicklung der Technologie vom Chip-Hersteller Implandata in Hannover eingeführt worden. Es handelt sich um einen noch kleineren Mikrosensor unter der Bezeichnung eyemate SC. Im Gegensatz zum eyemate der ersten Generation bedarf es keiner Kataraktoperation, um ihn zu implantieren. Er wird auch gar nicht ins Innere des Auges einge-

> Der eyemate SC Sensor wird minimalinvasiv unter der Lederhaut des Auges unter sehr geringem Komplikationsrisiko platziert.

bracht. Der Sensor wird minimalinvasiv unter der Lederhaut des Auges – also relativ weit außen, ohne Zugang zum Augeninneren und damit unter sehr geringem Komplikationsrisiko – in einem nur wenige Minuten dauernden Eingriff platziert und kann hier permanent ohne jegliche Beeinträchtigung verbleiben.

Langfristig wird es aufgrund von sehr schonenden Operationstechniken wahrscheinlich möglich sein, den Mikrosensor bereits im sehr frühen Glaukomstadium, unabhängig von anderen chirurgischen Eingriffen, zu platzieren. Die CE-Kennzeichnung ist im Juni 2021 erfolgt.

## Die Formen des Glaukoms

### Das primär chronische Offenwinkelglaukom

> Das primär chronische Offenwinkelglaukom (POAG) ist in Mitteleuropa mit ca. 90 Prozent die bei Weitem häufigste Glaukomform.

Die bei Weitem wichtigste Glaukomform ist, wie bereits erwähnt, das primär chronische Offenwinkelglaukom (POAG). Es ist in Mitteleuropa mit ca. 90 Prozent die bei Weitem häufigste Glaukomform. Sein anatomisches Charakteristikum ist es, wie der Name schon andeutet, dass im Gegensatz zur zweithäufigsten Form der Kammerwinkel (zwischen der Rückseite der Hornhaut und der Regenbogenhaut) offen ist. Dieses anatomische Merkmal kann die Augenärztin oder der Augenarzt schnell an der Spaltlampe erkennen.

Der Kammerwinkel ist beim POAG offen, aber nicht gesund. Das Kammerwasser kann nur in vermindertem Maße abfließen. Dies führt zur Erhöhung des Augeninnendrucks. Die Ursache der Abflussstörung des Kammerwassers sind Veränderungen der Zellen im Trabekelmaschenwerk. Genau auf das Abflusshindernis in dieser anatomischen Struktur zielt eines der später beschriebenen minimalinvasiven Verfahren zur Drucksenkung, indem mit kleinen Stents ein besserer Abfluss durch dieses Maschenwerk geschaffen wird.

Das „primär“ im primär chronischen Offenwinkelglaukom bedeutet, dass es eine Erkrankung per se ist und seine Entstehung nicht durch andere Erkrankungen ausgelöst wird. Wichtig ist, daran zu erinnern, dass das primär chronische Offenwinkelglaukom in den frühen Stadien keine Symptome zeigt und keine Schmerzen verursacht. Das Normaldruckglaukom kann als ein chronisches Offenwinkelglaukom betrachtet werden, das sich vom „Hochdruckglaukom“, der klassischen Variante des POAG, dadurch unterscheidet, dass nur Augeninnendruckwerte unterhalb von 21 mmHg gemessen werden. In den letzten Jahren stellte sich heraus, dass beim Normaldruckglaukom in ganz besonderem Maße Unregelmäßigkeiten der Augendurchblutung – oft zusammen mit allgemeinen Blutgefäßsymptomatiken – eine pathogenetische Rolle spielen.

## Das Engwinkelglaukom

Seltener als diese über lange Zeit weitgehend symptomlose Krankheitsvariante, das Offenwinkelglaukom, ist eine andere Form, bei der es im Inneren des Auges anatomisch gesehen zu voll wird: das Engwinkelglaukom. Bei diesem Glaukom nähert sich die Iris der Rückseite der Hornhaut immer mehr an, der zwischen beiden liegende Kammerwinkel wird kleiner, enger. Diese in anderen Regionen der Welt häufiger als bei uns auftretende Glaukomart kann zu einem dramatischen Ereignis führen, dem Glaukomanfall. Dabei steigt der Augeninnendruck plötzlich auf Werte von 50, 60 oder mehr mmHg an.

Das Ereignis ist, wie bereits beschrieben, sehr schmerzhaft – im Unterschied zum symptomarmen Offenwinkelglaukom – und die Betroffenen erleben eine Sehverschlechterung in Form von Nebelsehen oder bei Dunkelheit Farbringe um Lichter. Das betroffene Auge ist gerötet. Außerdem können Allgemeinsymptome wie Übelkeit oder Erbrechen hinzukommen. Ein solcher akuter Glaukomanfall bedarf baldmöglichst und notfallmäßig einer ärztlichen Behandlung, die zunächst in einer medikamentösen und danach bald in einer operativen Drucksenkung besteht. Ein kleiner Eingriff, eine Öffnung in der Iris, kann den Druck sehr schnell senken.

Bei Menschen mit engem Kammerwinkel kann eine prophylaktische Laserbehandlung meist einen akuten Glaukomanfall verhindern.

Bei Menschen mit dieser anatomischen Variante eines engen Kammerwinkels wird der Augenarzt oder die Augenärztin möglicherweise eine prophylaktische Laserbehandlung empfehlen, bei der eine solche kaum sichtbare Öffnung in die Iris angelegt und ein Glaukomanfall somit verhindert wird.

## Pseudoexfoliationsglaukom

Bei manchen Menschen sondern einige Gewebe im Rahmen des Pseudoexfoliationssyndroms (PEX) abnorme Eiweiße ab, die im Auge die Abflusswege verstopfen können und ein Pseudoexfoliationsglaukom auslösen können. Neben den Abflusswegen des Kammerwassers und den Blutgefäßen findet sich PEX-Material auch in der Haut und im Bindegewebe verschiedener Organsysteme.

Die Ursachen des Pseudoexfoliationssyndroms sind unbekannt, es tritt in skandinavischen Ländern öfter auf und Frauen sind etwas häufiger betroffen als Männer. Durch diese Ablagerungen im Auge kann ein Pseudoexfoliationsglaukom oder PEX-Glaukom verursacht werden.

## Sekundärglaukome

Es können auch vermehrte Pigmentausschüttungen im Auge auftreten, die ein Pigmentglaukom oder Pigmentdispersionsglaukom bewirken können. Diese Glaukomformen nennt man Sekundärglaukome, denn im Gegensatz zum POAG liegt ihnen eine erkennbare Variante oder eine andere Krankheit zugrunde. Andere Sekundärglaukome können als Folge von schweren Entzündungen oder durch Einwachsen kranker Gefäße auf die Regenbogenhaut bei Menschen mit Diabetes mellitus entstehen.

Hier ist meist ebenso eine chirurgische Therapie angezeigt wie bei den angeborenen oder sich im Kindesalter manifestierenden Glaukomen, bei denen es sich um Störungen in der anatomischen Entwicklung der vorderen Augenabschnitte handelt.

Auch eine medizinische Behandlung kann ein Sekundärglaukom auslösen, z. B. das Steroidglaukom. Steroide (Kortison und seine chemischen Verwandten) sind seit mehr als einem halben Jahrhundert eine Medikamentenklasse, auf die viele Menschen dringend angewiesen sind.

Mit Steroiden behandelt man entzündliche Krankheiten und Autoimmunprozesse, etwa rheumatoide Arthritis, Asthma und auch Systemerkrankungen, die mehrere Organe befallen, wie Lupus erythematodes und Sklerodermie. Am Auge wendet man Steroide gegen schwere, nichtinfektiöse Entzündungen an. Steroide sind sehr wirksame Substanzen, haben aber auch ein Bündel von Nebenwirkungen. Vor allem können sie den Augendruck erhöhen.

Wenn Sie über längere Zeit Kortison einnehmen, wird Ihnen Ihr Hausarzt oder Ihre Hausärztin empfehlen, regelmäßig den Augeninnendruck messen und einen Glaukomschaden ausschließen zu lassen. Das heißt nicht, dass eine lang anhaltende Steroidtherapie unweigerlich zum Glaukom führt. Aber es gibt Menschen, die stark auf Kortison oder seine Abkömmlinge reagieren. Diese nennt man „Steroid-Responder“. Bei ihnen steigt der Augeninnendruck manchmal schon nach kurzzeitiger Kortisontherapie auf Werte von 30 mmHg und mehr. Nur etwa fünf Prozent der Bevölkerung gelten als hoch steroidempfindlich.

> Wenn Sie über längere Zeit Kortison einnehmen, sollten Sie regelmäßig den Augeninnendruck messen lassen.

## Grüner Star und Grauer Star

Wie schon erwähnt: Unsere Sprache lädt zu Verwechslungen von zwei der wichtigsten Augenkrankheiten geradezu ein – der Grüne Star und der Graue Star klingen im Deutschen allzu ähnlich. Für die Linsentrübung haben die meisten Sprachen den Begriff „Katarakt“ (in unterschiedlichen Schreibweisen), und für die Zerstörung von Sinneszellen durch erhöhten Augeninnendruck Worte wie glaucoma (Englisch) oder glaucome (Französisch). Der wichtigste Unterschied: Nur eine der beiden Krankheiten ist heilbar.

Der Graue Star, den man korrekter als Katarakt bezeichnen sollte (die Katarakt muss es heißen – der Katarakt beschreibt Stromschnellen im Nil oder anderen Flüssen), wird jeden Menschen betreffen, der ein reiferes Alter erreicht, wenngleich in unterschiedlicher Ausprägung. Die Linse im Auge beginnt schon im vierten und fünften Lebensjahrzehnt ihre ursprüngliche Transparenz zu verlieren und wird zunehmend gelblicher. Später kann sich dies zu einer grauen oder braunen Trübung weiterentwickeln. Die Symptome sind Verschwommensehen „wie durch Nebel“ und erhöhte Blendungsempfindlichkeit. Wenn die Sehschärfe stark abgenommen hat, wird man einen Eingriff, die Kataraktoperation, empfehlen. Die Betroffenen sind typischerweise dann in ihren Sechzigern und Siebzigern.

Die Kataraktoperation ist mit mehr als 800.000 Eingriffen pro Jahr die häufigste chirurgische Intervention überhaupt in Deutschland und damit weit häufiger als die Implantation künstlicher Hüftgelenke, Blinddarmoperationen und das Entfernen von steingeplagten Gallenblasen. Bei der Operation wird die getrübte Linse entfernt und durch eine künstliche, eine Intraokularlinse (IOL) ersetzt.

Das Besondere an der Katarakt und ihrer OP: Die Krankheit ist praktisch vollständig heilbar und der vorausgehende Sehverlust umkehrbar. Mit einer passenden IOL können viele Menschen so-

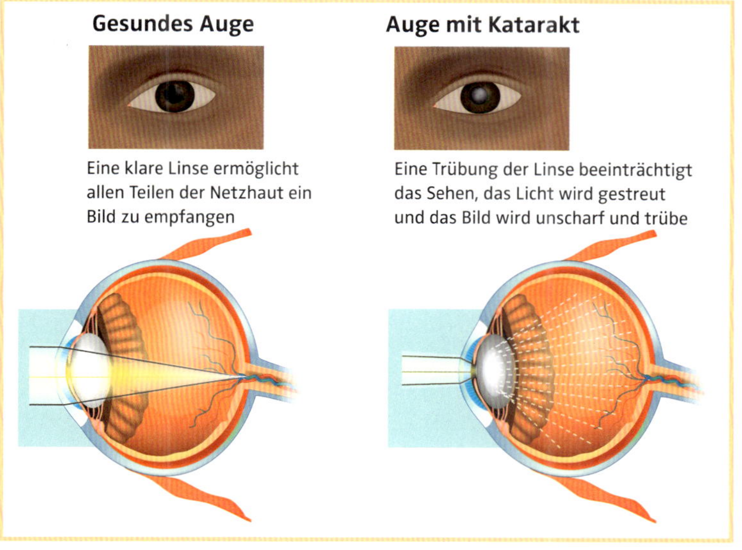


Links ein gesundes Auge, rechts Auge mit Grauem Star

gar wieder ohne eine Brille exzellent sehen, Auto fahren und Sport treiben.

Das Glaukom hingegen ist in einem solchen Sinne nicht heilbar. Es ist eine chronische Krankheit. Das Ziel der Therapie heißt daher, den weiteren Verlust von Sinneszellen in Netzhaut und Sehnerv zu stoppen, das Sehvermögen auf dem aktuellen Stand zu sichern. Wer sich einer Glaukomoperation unterzieht, wird anschließend – anders als Menschen nach einer OP des Grauen Stars – nicht besser sehen. Der Sinn einer Glaukomoperation besteht in einer möglichst dauerhaften Senkung des Augeninnendrucks und, als Nebeneffekt, möglichst der Unabhängigkeit von Glaukommedikamenten (Augentropfen), mit denen viele Betroffene über Jahre behandelt wurden und die eine Reihe von Nebenwirkungen haben können – was vor allem für Augentropfen gilt, die Konservierungsmittel enthalten.

Anders als beim Grauen Star geht es bei der operativen Behandlung des Glaukoms nicht um eine Sehverbesserung, sondern um die Bewahrung des bestehenden Sehvermögens.

Gemäß der alten Weisheit, wonach ein Unglück selten allein kommt, haben zahlreiche ältere Menschen beide Krankheiten,

Glaukom und Katarakt. Wenn die Linsentrübung so weit fortgeschritten ist, dass eine Kataraktoperation indiziert ist, liegt darin auch eine Chance. Die Entfernung der relativ dicken Augenlinse und die Implantation einer dünnen Kunstlinse senkt meist als Nebeneffekt den Augeninnendruck ein wenig. Die moderne Augenheilkunde bietet indes die Möglichkeit, noch einen Schritt weiter zu gehen und die sprichwörtlichen zwei Fliegen mit einer Klappe zu schlagen.

Liegen Grauer Star und Grüner Star gleichzeitig vor, bietet eine Kombi-OP die Chance, beides effektiv zu behandeln.

Wenn man sich ohnehin einem Eingriff – also zur Entfernung des Grauen Stars – unterziehen muss, stellt die nur wenige Millimeter große Eröffnung des Auges bei dieser Gelegenheit die Chance dar, ohne großen Mehraufwand und ohne wesentlich höheres Komplikationsrisiko aus der Kataraktoperation einen sogenannten kombinierten Eingriff zu machen und in der gleichen Sitzung noch eine augendrucksenkende Maßnahme durchzuführen.

Dies war über viele Jahre die Trabekulektomie, auf die ich später noch eingehe. Heute lässt sich eine Kataraktoperation hervorragend mit einem minimalinvasiven glaukomchirurgischen Eingriff (MIGS) wie dem Einsetzen eines Mini-Implantats zur Verbesserung des Kammerwasserabflusses verbinden.

## Wenn es ganz junge Menschen trifft

Die allermeisten Menschen mit Glaukom stehen im Erwachsenenalter, und viele – vor allem Personen mit dem chronischen Offenwinkelglaukom – sind in einem sogenannten reiferen Alter. Dennoch: Es gibt auch Glaukome bei Kindern und Jugendlichen und sogar bei Neugeborenen. Im Unterschied zum chronischen Offenwinkelglaukom, bei dem wie geschildert die vorderen Augenabschnitte bei der Untersuchung weitgehend normal erscheinen, finden sich bei Kindern anatomische Auffälligkeiten. Es liegen Entwicklungsstörungen vor allem im Kammerwinkel vor, sodass das Kammerwasser nicht richtig abfließen kann und der Augeninnendruck ansteigt.

Beim angeborenen (kongenitalen) Glaukom ist das Trabekelwerk nicht richtig ausgereift. Die Babys zeigen oft eine charakteristische Auffälligkeit: Durch den erhöhten Augeninnendruck wird das in den ersten Lebenswochen und -monaten noch recht dehnbare Auge und hier vor allem die Hornhaut überdurchschnittlich groß; oft sind die vermeintlich „schönen großen Augen" ein Warnsignal. Lichtscheu, Augenkneifen und -reiben können ebenso wie Tränenlaufen und überdurchschnittliches Schreien weitere Hinweise sein.

Bei Verdacht auf ein angeborenes Glaukom ist eine Untersuchung in Kurznarkose unverzichtbar, vor allem zur Messung des Augeninnendrucks, zum Bestimmen des Hornhautdurchmessers und zur Beurteilung der noch unreifen Netzhaut. Manchmal tritt ein solches angeborenes Glaukom nicht isoliert auf, sondern ist Teil eines umfassenderen Krankheitsbildes wie z. B. beim Axenfeld-Rieger-Syndrom, in dem typischerweise die Iris nicht richtig ausgebildet ist und Lücken aufweist.

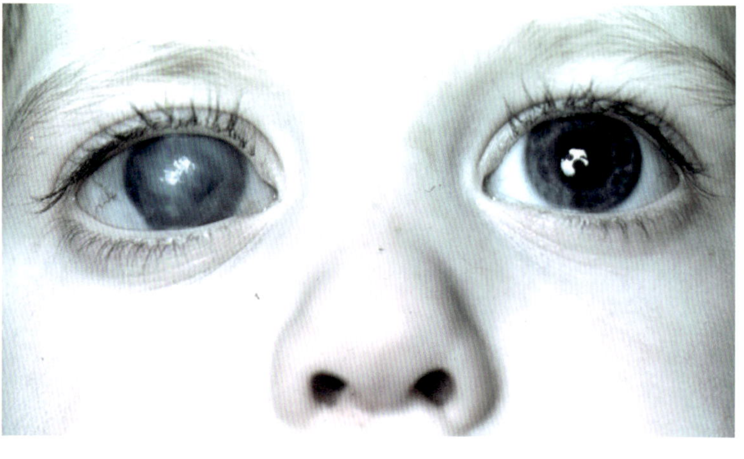

Beim angeborenen Glaukom wird die Hornhaut überdurchschnittlich groß, was zu der Bezeichnung Buphthalmus (Ochsenauge) geführt hat

Die Therapie ist beim angeborenen ebenso wie bei kindlichen Glaukom, das in den ersten Lebensjahren manifest wird, in allererste Linie eine chirurgische. Beim juvenilen Glaukom, das in den Teenagerjahren auftritt und ebenfalls meist genetischer Ursache ist, sieht es etwas anders aus; diese Variante gleicht eher dem Offenwinkelglaukom bei Erwachsenen.

Bei den ganz jungen Patienten kommt es vor allem auf eine rechtzeitige Diagnose an, der sich eine zügige Behandlung anschließen sollte. Wenn ein Auge aufgrund eines Leidens nicht zum Sehakt herangezogen wird, droht ihm aufgrund des glaukomtypischen Schadens am Sehnerv eine später nicht mehr reversible Amblyopie, eine Schwachsichtigkeit.

Im Alter von sechs bis acht Jahren ist die Entwicklung des visuellen Systems abgeschlossen.

Das gilt für jedes Auge, das vom Gehirn quasi abgestellt wird, z. B. auch für das Schielen: Ein konstant von der Sehachse abweichendes Auge wird ebenfalls amblyop, wenn das Schielen nicht in den ersten Lebensjahren entschlossen behandelt wird. Im Alter von sechs bis acht Jahren ist die Entwicklung des visuellen Systems abgeschlossen; ein bis dahin nicht behobener Schaden lässt sich später nicht mehr mit Aussicht auf ein normales Sehvermögen beheben.

Da das angeborene Glaukom und das Glaukom im Kindesalter sehr selten sind (das angeborene Glaukom tritt einmal in etwa 12.000 bis 18.000 Geburten auf), ist die Betreuung in einer Klinik zu empfehlen, die auf diese sehr jungen Patienten und dieses spezifische Krankheitsbild spezialisiert ist und in der die Ärztinnen und Ärzte eine beträchtliche Erfahrung mit den Operationstechniken haben. Auch wenn damit für Eltern wie Betroffene möglicherweise eine etwas längere Reise verbunden sein kann, ist dies aufgrund der klinischen Erfahrung der Experten mit einer wahrhaft seltenen Krankheit höchst ratsam.

Wie bei den im Anhang genannten Adressen von einigen auf Glaukom spezialisierten Zentren gilt auch hier, dass kein Anspruch auf Vollständigkeit besteht und ich niemandem auf die

Füße treten möchte, der in diesem Buch nicht genannt ist – aber nach besten Wissen und Gewissen würde ich in Deutschland für die jüngsten Glaukompatienten vor allem zwei Institutionen nennen.

Dies ist zum einen das Kinder-Glaukom-Zentrum der Universitätsklinik Magdeburg, in dem Prof. Dr. Hagen Thieme mit seinem Team Kinder aus dem In- und Ausland betreut. An der Universitätsmedizin Mainz wurde 2017 das Deutsche Kinder-Glaukomzentrum gegründet, das von Prof. Dr. Esther Hoffmann geleitet wird. An solchen Zentren steht auch ein Anästhesie-Team bereit, um für die Jüngsten eine sichere und effektive Narkose zu gewährleisten.

*Bei frühzeitiger Diagnosestellung kann den kleinen Patienten durch eine Operation an einem auf kindliches Glaukom spezialisierten Zentrum sehr gut geholfen werden. Wir retten damit das Augenlicht und ermöglichen den Kindern eine normale Kindheit. Das Wunderbare an der Behandlung des kindlichen Glaukoms ist das Lächeln von Kind und Eltern nach erfolgreicher Operation.*
Prof. Dr. Esther Hoffmann, Mainz

Ferner sei darauf hingewiesen, dass es im Bundesverband Glaukom-Selbsthilfe (Adresse siehe Anhang) einen Fachbereich Glaukom-Kinder gibt, in dem sich Eltern und Angehörige austauschen können; der Fachbereich veranstaltet auch regelmäßig einen Glaukom-Kindertag.

Auch wenn Kinder mit einem Glaukom erfolgreich operiert worden sind und der Augeninnendruck sich normalisiert hat, kann damit keineswegs vollständige Entwarnung gegeben werden. Regelmäßige Kontrolluntersuchungen sind unverzichtbar – wie bei jedem anderen Glaukom.

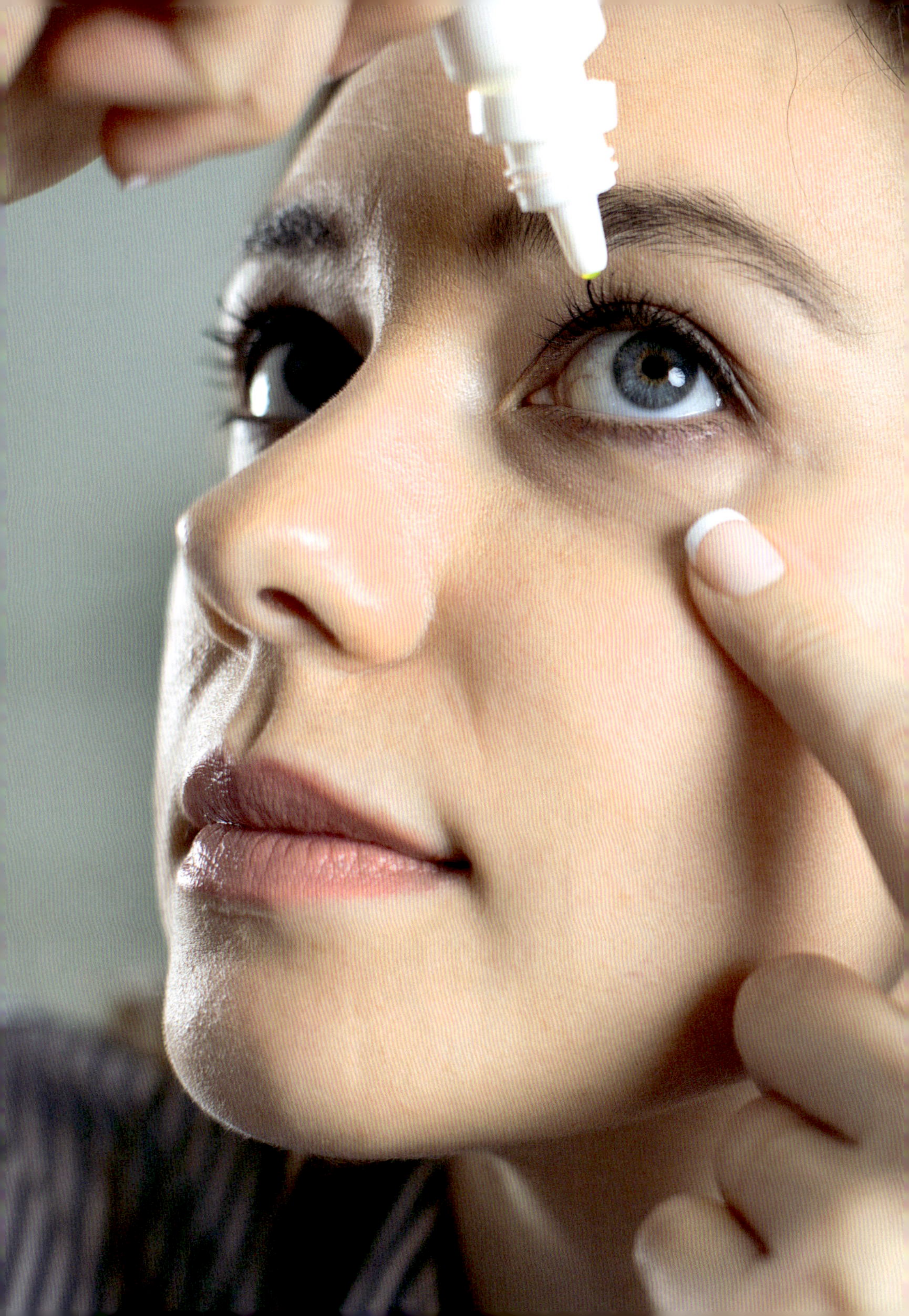

# GLAUKOM – DIE THERAPIE-MÖGLICHKEITEN

Heute steht – glücklicherweise – eine Reihe von Behandlungsmöglichkeiten zur Verfügung. Der Augeninnendruck kann damit auf einem sicheren Niveau stabilisiert werden, so dass der Sehnerv keinen (weiteren) Schaden nimmt. Augentropfen sind täglich zu nehmen; mit einer Operation, vielleicht einem minimalinvasiven Eingriff (MIGS), ist oft eine dauerhafte Drucksenkung zu erzielen. Im Folgenden lernen Sie die verschiedenen Möglichkeiten kennen, mit denen ein Glaukom erfolgreich behandelt werden kann.

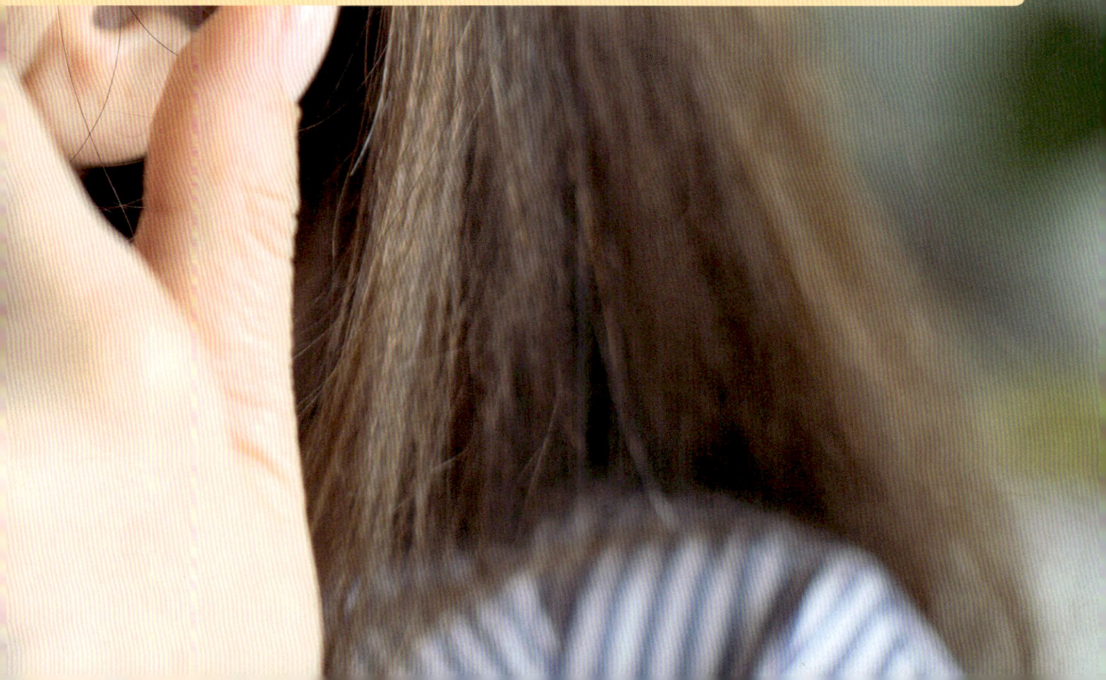

## Voraussetzungen

Die bestmögliche Nachricht zum Glaukom: Es ist ein gefährliches und chronisches Leiden, aber es gibt glücklicherweise gute und effiziente Behandlungsmöglichkeiten. So kann ein schwerer Sehverlust fast immer verhindert werden – eine rechtzeitige Erkennung und, wenn indiziert, ein ebenso zeitnaher Therapiebeginn vorausgesetzt.

Und noch ein wichtiger Faktor muss gegeben sein: die Kooperation der Betroffenen. Dazu ist Wissen um das Glaukom essenziell. Wer dieses Buch in Händen hält, ist bereits dabei, sich ein solches zu erwerben. Aber hier und in vielen anderen zugänglichen Informationsquellen können meist nur allgemeine Fakten dargelegt und generelle Ratschläge gegeben werden. Glaukom ist ein sehr individuelles Krankheitsbild mit höchst variablen Folgen für das Leben, und es bedarf eines individuellen Ansatzes, um die Krankheit in den Griff zu bekommen.

Ein ausreichendes Wissen speziell um die Behandlungsmöglichkeiten ist notwendig, um gemeinsam mit dem Augenarzt, der Augenärztin eine Strategie zur Behandlung und Beherrschung des Glaukoms zu finden, die zum einen den bestmöglichen Erfolg verspricht und zum anderen die persönliche Lebensqualität wenig oder gar nicht beeinträchtigt.

### Behandlungsoptionen

Im Folgenden werden die verschiedenen grundsätzlichen Behandlungsoptionen vorgestellt:

- die medikamentöse Therapie, also drucksenkende Augentropfen
- die verschiedenen operativen Techniken von den neuen minimalinvasiven (oder mikro-inzisionalen) Methoden bis zu „klassischen“ Methoden wie der Trabekulektomie
- die Laserbehandlung

Nicht immer kann davon ausgegangen werden, dass eine gewählte Behandlung von Bestand ist. Symptome und Messwerte können sich ändern und auch die Empfindungen der Betroffenen. So ist beispielsweise die Therapie mit Augentropfen traditionell meist der „Einstieg“ in eine Glaukombehandlung. Bis vor einiger Zeit dachten nur wenige Augenärzte und dann nur bei Menschen mit sehr hohem Augeninnendruck an eine chirurgische Intervention als Initialtherapie, also als ersten Schritt.

Drucksenkende Augentropfen (Antiglaukomatosa) werden von vielen Betroffenen gut vertragen, aber eben nicht von allen. Auch kommen manche Menschen nicht gut mit den kleinen Fläschchen oder den noch kleineren Behältnissen der konservierungsmittelfreien Präparate zurecht. Wenn eine solche konservative Therapie schwierig ist oder die Lebensqualität beeinträchtigt, sollte an eine Alternative gedacht werden, z. B. an eine Operation oder eine Laserbehandlung (die, wie ich noch zeigen werde, ihre Grenzen hat).

> Für die meisten Menschen sind drucksenkende Augentropfen der Einstieg in eine Therapie des Glaukoms.

Dass man gut informiert sein sollte, wenn man an Glaukom leidet, ist auch aufgrund der besonderen gewachsenen und bewährten Struktur der Patientenversorgung in den drei deutschsprachigen Ländern sinnvoll und notwendig. Meist werden Sie es mit (mindestens) zwei Augenärzten bzw. augenärztlichen Einrichtungen zu tun haben. Es wird im Allgemeinen (andere Verhältnisse sind je nach Ort und Region natürlich durchaus möglich) eine niedergelassene Augenärztin oder einen niedergelassenen Augenarzt geben, die bei Ihnen die Routinebetreuung übernimmt, was vor allem bedeutet: die medikamentöse Therapie durchführt und überwacht sowie regelmäßige Kontrollen ihrer Befunde vornimmt.

Zum anderen gibt es Kliniken, augenärztliche Zentren und operative Praxen, die glaukomchirurgische Eingriffe anbieten. Ferner gibt es die Möglichkeit, dass sich beides überschneidet – dass Ihre Augenärztin beispielsweise operativ tätig ist: in der eigenen Praxis, einem Zentrum zusammen mit anderen Kollegen oder auch in der Belegabteilung eines Krankenhauses.

Mit Ausnahme des letzteren Modells gibt es also eine Zweiteilung, wenn das Glaukom nicht oder nicht länger medikamentös behandelt werden und auf eine der anderen invasiveren Optionen zurückgegriffen werden soll: die zwischen dem Zuweiser und dem Operateur (nennen wir der Einfachheit halber auch den eine Laserbehandlung anbietenden Arzt so, auch wenn es sich nicht um eine Operation im eigentlichen Sinne handelt).

Mit einem guten Kenntnisstand über die Möglichkeiten der modernen Glaukomtherapie können Sie mit Ihrem Augenarzt oder Ihrer Augenärztin offen und zielgerichtet über die in der aktuellen Situation bestmögliche Behandlung sprechen. Wenn Ihnen beispielsweise eine Intervention erfolgversprechender erscheint als eine Tropftherapie, bringen Sie diese Möglichkeit ins Arzt-Patienten-Gespräch ein. Dabei können Fakten, die für einen Therapiewechsel sprechen, ebenso erörtert werden wie solche, die einer Intervention entgegenstehen.

Überwiegen die Argumente pro, wird der Zuweiser Sie an die nach seinen Erfahrungen bestmögliche Institution für eine glaukomchirurgische Intervention in Ihrem Heimatort oder in der Nähe überweisen – dies kann eine operative Praxis sein oder ein Krankenhaus bis hin zur nächstgelegenen Universitätsaugenklinik: Diese sind traditionell durch ihre breite Ausrichtung, die zur Verfügung stehenden Techniken und die Rolle in Lehre und Forschung Stätten einer besonderen Expertise, oft gar Exzellenz. Nach einer Intervention – ob MIGS, Trabekulektomie oder Laser – wird der niedergelassene Arzt die weitere Betreuung übernehmen.

## Die Progression

Es gibt ungeachtet der Schwere des Krankheitsbildes einen weiteren positiven Aspekt des ansonsten so unerfreulichen Glaukoms.

Dies ist die Langsamkeit seiner Progression. Das heißt: In aller Regel und abgesehen von extremen Fällen schreitet es sehr langsam fort.

Es kann Jahre dauern, bis aus einer Risikosituation – einem erhöhten Augeninnendruck, vielleicht noch ergänzt durch eine Problematik der okulären Durchblutung – ein morphologischer, also anatomischer Glaukomschaden wird, also ein Zellverlust, der sich bei der Untersuchung z. B. durch einen Schwund in der Nervenfaserschicht der Netzhaut zeigt oder durch den Beginn von Veränderungen an der Sehnervenscheibe, der Papille, wie sie bereits beschrieben wurden. Danach kann es weitere Jahre dauern, bis aus dem morphologischen Glaukomschaden ein funktioneller Glaukomschaden wird, sich also eine erste leichte Einschränkung im peripheren Gesichtsfeld zeigt. Und dann kann weitere Zeit ins Land gehen, bevor der Gesichtsfeldausfall sich auch subjektiv bemerkbar macht.

> Es kann Jahre dauern, bis aus einem erhöhten Augeninnendruck ein anatomischer Glaukomschaden wird.

Aus diesen Fakten – es sei betont: dies ist ein typischer Verlauf, es gibt wie immer in der Medizin Ausnahmen – ergibt sich, dass die Notwendigkeit, eine Therapie einzuleiten, von der individuellen Lebenssituation abhängt. Präziser gesagt vor allem von zwei Faktoren:

- dem Alter
- dem Progressionsrisiko

Unter diesem Begriff versteht man, dass der Glaukomspezialist aufgrund seiner idealerweise über einen längeren Zeitraum erhobenen Befunde ungefähr berechnen kann, wann die genannten Schädigungen eintreten werden, wenn man keine Glaukomtherapie initiieren würde. Diese Berechnung ist natürlich nicht punktgenau, aber eine Tendenz kann sicher ermittelt werden. Dieses individuelle Glaukomprogressionsrisiko wird gegen das Lebensalter und unter Berücksichtigung der Lebensqualität unter den verschiedenen therapeutischen Szenarien in Relation gesetzt. Wenn beispielsweise das Glaukom bei einem 85-jährigen älteren Mann erstmals festgestellt wird und man davon ausgeht, dass der funktionelle Glaukomschaden sich erst in 15 Jahren einstellen wird, dürfte die Strategie klar sein: Man wird es bei regelmäßigen Kontrollen belassen.

Leider tritt Glaukom oft in jüngeren Jahren auf, sodass bei einer 55-jährigen Patientin aufgrund der heutigen Lebenserwartung davon ausgegangen werden kann, dass sich ein Glaukomschaden noch zu Lebzeiten, vielleicht sogar noch während des Berufslebens manifestiert. Für diese Mehrheit der Betroffenen gibt es erfolgversprechende Therapieansätze, die im Folgenden mit ihren Vor- und ihren Nachteilen (es gibt weder für Glaukom noch für die meisten anderen Krankheiten eine perfekte „100-Prozent-Therapie") betrachtet werden.

## Medikamentöse Behandlung

Wenn ein Glaukom diagnostiziert wird oder bei ansonsten unauffälligem Befund ein Augeninnendruck gemessen wird, der zu hoch erscheint und von dem anzunehmen ist, dass er früher oder später einen Glaukomschaden verursacht, wird man eine Glaukomtherapie beginnen. Dies bedeutet in aller Regel, dass drucksenkende Augentropfen verschrieben werden. Der Anwender ist übrigens (noch) kein Glaukompatient, und die Tropfen sollen dies auch tunlichst verhindern. Sie müssen im Fall eines nur erhöhten IOD, einer okulären Hypertension, täglich eingeträufelt werden. Je nach Wirkstoff muss dies einmal oder auch zwei- oder dreimal am Tag geschehen.

Die Therapie mit antiglaukomatösen Augentropfen ist in der Regel dauerhaft. Diese Formulierung deutet bereits an, dass es Ausnahmen gibt – nichts ist allgemeingültig in der Medizin, und medizinische Prüfungsfragen, bei deren Multiple-choice-Antworten Begriffe wie „immer“, „ausnahmslos“ und „zu 100 Prozent“ auftauchen, sind unweigerlich falsche Antwortmöglichkeiten.

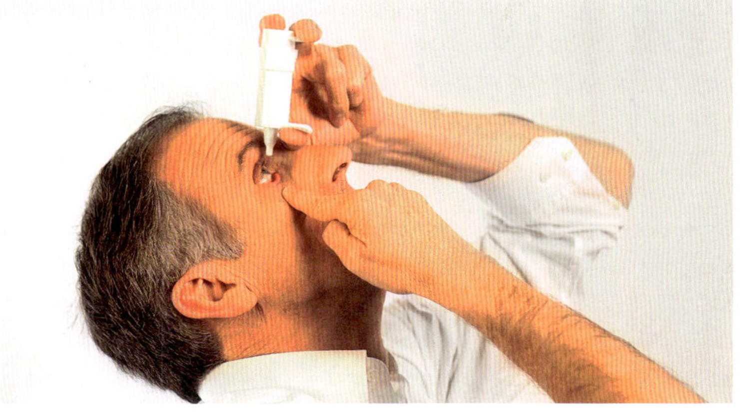

Richtig tropfen will gelernt sein – ganz wichtig ist es, das Auge nicht direkt mit dem Fläschchen zu berühren

So kann es durchaus sein, dass Arzt oder Ärztin bei einer Person, die bei einer Früherkennungsuntersuchung einen IOD von z. B. 25 mmHg aufweist, sicherheitshalber drucksenkende Augentropfen verschreiben. Wenn sich bei Kontrollen nicht nur keine Hinweise auf einen Glaukomschaden finden und nach einem vorübergehenden Verzicht auf die Tropfen, einem Auslassversuch, ein normaler Augendruck gemessen wird, kann man höchstwahrscheinlich auf eine weitere medikamentöse Drucksenkung verzichten.

Häufig jedoch liegt bei der Erstfeststellung mehr als nur ein Glaukomverdacht vor und eine Therapie ist dringend notwendig. Nach wie vor ist die medikamentöse Behandlung in den meisten Fällen der Einstieg und bleibt es auch vielfach. Bleibt es, so muss angefügt werden, bis zum seligen Ende, denn die Therapie einer chronischen Erkrankung wie dem Glaukom ist eine dauerhafte.

Es wird allerdings Situationen geben, in denen der Augenarzt als Initialtherapie einen anderen Weg vorschlägt, eine Operation oder eine Laserbehandlung. Dafür kann es zahlreiche Gründe geben. So kommen vor allem ältere bzw. sehr alte Menschen oft aus verschiedenen Gründen mit der Anwendung von Augentropfen nicht zurecht. Dies kann körperliche Gründe haben – rheumatische Veränderungen an den Fingern, Zittern aufgrund von Parkinson oder anderen Leiden – oder mentale. Oft wird ganz einfach nicht an den kurzen Akt der Einträufelung gedacht.

*Der Hauptgrund, warum Tropfen nicht genommen werden, ist Vergesslichkeit.*

Prof. Dr. Lutz Pillunat, Dresden

Der Anteil der Menschen, die ihre Glaukommedikamente nicht oder nicht regelmäßig genug nehmen, ist sehr hoch.

Dieses Nicht-Einhalten der augenärztlichen Therapieanweisung, in der Fachsprache Nicht-Adhärenz oder Non-Compliance genannt, ist die Crux der medikamentösen Glaukomtherapie. Untersuchungen zu dieser Thematik liefern regelmäßig erschreckende Zahlen: Der Anteil der Menschen, die ihre Glaukommedikamente nicht oder nicht regelmäßig genug nehmen, beträgt in solchen Studien zwischen zwölf Prozent und 60 Prozent.[4] Der frühere oberste Arzt der USA, der etwas kauzige U.S. Surgeon General C. Everett Koop, tat den inzwischen in der Medizin zum geflügelten Wort gewordenen Ausspruch: Drugs don't work in patients who don't take them – Medikamente sind bei Patienten wirkungslos, die sie nicht einnehmen. Die Nicht-Adhärenz ist ein wichtiger Faktor für eine Entscheidung zugunsten der chirurgischen Therapie.

Doch über dieser Problematik darf nicht vergessen werden, dass antiglaukomatöse Augentropfen sehr vielen Menschen helfen und ihr Sehvermögen bewahren – den vielen Betroffenen, die sich die Augentropfen gewissenhaft täglich einträufeln.

Dank der Forschungsanstrengungen auf Ophthalmika (Augenmedikamente) spezialisierter Hersteller gibt es heute eine breite Palette gut wirksamer Medikamente gegen Glaukom. Die wichtigsten seien hier kurz und ohne Anspruch auf Vollständigkeit vorgestellt.

Das älteste Glaukommedikament, das vor rund 140 Jahren eingeführte Pilokarpin, das der in der Einleitung erwähnte Patient nehmen musste, ist heute eine Rarität und wird nur noch in Ausnahmefällen (und in Ländern, in deren Gesundheitssystemen noch weitaus mehr und strenger gespart wird als bei uns) verordnet. Der Wirkstoff bewirkt eine starke Pupillenverengung, die zu beträchtlichen Seheinschränkungen führt.

Angesicht der modernen Medikamente ist dies heute kaum jemandem zuzumuten. Ein wenig in die Jahre gekommen sind auch andere Wirkstoffe wie Adrenalin, Dipivefrin und Clonidin. Letzteres kann in höheren Konzentrationen zu Blutdruckabfällen und zu einer Verengung der Blutgefäße führen, ist also sicher nicht das Ideale bei Glaukom mit einer ausgeprägten Durchblutungsproblematik.

## Betablocker

Einen Durchbruch stellte die Einführung von Betablocker-Augentropfen um die Mitte der 1970er Jahre dar. Diese Wirkstoffklasse war bereits in der Inneren Medizin (in Tablettenform) zur Behandlung vor allem von Herzrhythmusstörungen und Bluthochdruck etabliert. Die Augentropfen wurden schnell zum Standard der medikamentösen Glaukomtherapie und spielen auch heute noch eine ganz wichtige Rolle. Der erste und wahrscheinlich in der Augenheilkunde bekannteste Vertreter dieser Klasse ist das Timolol, andere gegen Glaukom eingesetzte Betablocker sind Betaxolol, Carteolol, Levobunolol und Metipranolol.

Betablocker-Augentropfen wurden schnell zum Standard der medikamentösen Glaukomtherapie und spielen auch heute noch eine wichtige Rolle.

Betablocker wirken primär über eine Drosselung der Kammerwasserproduktion. Die Betablocker werden am Auge meist gut vertragen – der Wirkstoff selbst zumindest. Auf die in zahlreichen Präparaten befindlichen Konservierungsstoffe werden wir noch zu sprechen kommen. Alle in Augentropfen enthaltenen Wirkstoffe können auch in die Blutbahn übertreten und potenziell (auch wenn ihre Konzentration im Vergleich zu oral eingenommenen oder durch eine Infusion gegebenen Medikamenten natürlich niedrig ist) systemische Nebenwirkungen verursachen. Bei den Betablockern können die Herztätigkeit und die Lungenfunktion beeinflusst werden; diese Wirkstoffe sind daher vor allem bei Erkrankungen wie Asthma und Herzinsuffizienz kontraindiziert.

### Prostaglandine

Mitte der 1990er Jahre kamen gleich drei neue Wirkstoffklassen gegen Glaukom auf den Markt und haben damit bis heute das Spektrum der Optionen erfreulicherweise sehr erweitert. Die größte Verbreitung haben die Prostaglandine oder präziser die Prostaglandinderivate. Die Pioniersubstanz ist das in Europa am meisten verordnete und mittlerweile auch als konservierungsmittelfreies Präparat erhältliche Latanoprost. Es senkt sehr deutlich den Augendruck und hat den Vorzug, dass es nur einmal täglich eingeträufelt werden muss. Dies ist ein enormer Vorteil mit Blick auf die Therapietreue: Je mehr Tropfen und je häufiger diese angewendet werden müssen, desto schlechter ist nach allen Erfahrungen die Compliance. Weitere Vertreter dieser Substanzklasse sind Travoprost, Tafluprost und Bimatoprost.

Die bekannteste Nebenwirkung der Prostaglandine am Auge, die vielfach publiziert wurde und offenbar harmloser Natur sein dürfte, dürfte eine Dunkelverfärbung der Iris bei manchen Anwendern sein. Diese tritt vor allem bei Menschen mit überwiegend grünen Augen auf. Eine weitere und fast kuriose Nebenwirkung kann das Nachwachsen langer und dunkler Wimpern sein – ein pfiffiger Hersteller in den USA hat solche Tropfen als primär kosmetisches Produkt, als Wimpernwuchsmittel, vermarktet.

Die Prostaglandine wirken, indem sie eine von der Natur nur in geringem Maße benutzte Ableitung des Kammerwassers, den uveoskleralen Abfluss, verbessern und damit den Augeninnendruck senken.

### Carboanhydrasehemmer

Die lokalen Carboanhydrasehemmer Dorzolamid und Brinzolamid hemmen das Enzym Carboanhydrase, das die Kammerwasserproduktion reguliert. Es gibt Hinweise darauf, dass diese Substanzen auch direkt die Durchblutung an Sehnerv und Netzhaut verbessern können, was natürlich in vielen Fällen recht hilfreich wäre. Die Tropfen müssen typischerweise dreimal am Tag genommen werden. Lokal kann nach dem Eintropfen kurzfristig eine Bindehautreizung und gelegentlich ein metallischer Geschmack im Mund auftreten. Allergien sind nicht ganz selten.

### Neue Entwicklungen

Brimonidin ist ein weiteres innovatives Glaukommedikament. Es wirkt wahrscheinlich nach einem Kombinationsprinzip, indem es die Kammerwasserproduktion senkt und einen positiven Einfluss auf dessen Abfluss hat. Zum Zeitpunkt des Erscheinens dieses Buches steht eine neue Substanz, ein sogenannter Rho-Kinase-Inhibitor mit der Bezeichnung Netarsudil vor der Einführung.

### Kombinationstherapien

Bei manchen Glaukompatienten, die eine medikamentöse Therapie gut vertragen, reicht ein Wirkstoff nicht aus. Oft wird man dann eine Kombinationstherapie wählen (oder eine Operation in Erwägung ziehen). Rein theoretisch können zwei oder drei Medikamente angewandt werden. Doch mit mehreren separaten Fläschchen kommen manche Menschen nicht zurecht. Eine gute Lösung sind Kombinationspräparate, bei denen zwei Wirkstoffe in einem Fläschchen vorliegen.

> Medizinisch macht es Sinn, zwei Medikamente mit unterschiedlichem Wirkmechanismus zu kombinieren.

Medizinisch macht es Sinn, dabei zwei Medikamente mit unterschiedlichem Wirkmechanismus zu kombinieren, sodass diese sich pharmakologisch ergänzen, also z. B. ein Medikament, das die Kammerwasserproduktion drosselt, und ein anderes, das den Kammerwasserabfluss verbessert. Solche effektiven Kombinationen sind beispielsweise Timolol mit Latanoprost oder Timolol mit Dorzolamid.

### Sonderfall Glaukom und Trockenes Auge

Ein Unglück kommt selten allein. Diese alte (Binsen-)Weisheit gilt leider oft auch bei Glaukom. Denn zahlreiche an Grünem Star leidende Menschen haben ein weiteres Augenproblem: das Trockene Auge, auch Keratoconjunctivitis sicca (KCS), Sicca-Syndrom oder Tränenmangel genannt. Der Berliner Glaukomspezialist Prof. Dr. Carl Erb hat vor einigen Jahren bei der Auswertung eines Glaukomregisters festgestellt, dass rund 52 Prozent der Patienten mit dem Problem des Trockenen Auges zu tun hatten.

Das Trockene Auge ist eine der Krankheiten, über die Menschen in den augenärztlichen Praxen am häufigsten klagen – man rechnet mit rund 15 Millionen in Deutschland, die davon betroffen sind, gelegentlich oder chronisch. Das Trockene Auge tritt häufig bei älteren Menschen auf. Frauen leiden im Allgemeinen häufiger am Trockenen Auge als Männer, was vielfach hormonell bedingt ist, z. B. durch die Einnahme der Pille oder durch Hormonschwankungen in den Wechseljahren. Allergien, Diabetes, Schilddrüsenerkrankungen, Akne und Neurodermitis sowie rheumatische Erkrankungen sind weitere Befunde, die häufig mit dieser Erkrankung einhergehen.

Der Grund für diese Problematik ist einfach erklärt: Das Auge wird nicht ausreichend benetzt, weil entweder zu wenig Tränenflüssigkeit produziert wird oder ihre Zusammensetzung nicht so ist, wie sie sein sollte. Der gesunde Tränenfilm besteht aus drei flüssigen Schichten. Mit der inneren dünnen Schleimschicht, der Mucinschicht, haftet der Tränenfilm auf der Horn- und Bindehaut. Die mittlere Schicht ist die dickste, sie ist wässrig und enthält Antikörper und keimabtötende Substanzen. Obenauf schwimmt eine sehr dünne Fettschicht, die von den Talg- und Schweißdrüsen der Lidränder produziert wird. Diese stabilisiert den Tränenfilm und verleiht ihm die nötige Oberflächenspannung. Sie sorgt dafür, dass der Film nicht aufreißt und die Tränenflüssigkeit über die Lidkante abläuft, und verhindert eine zu schnelle Verdunstung der wässerigen Schicht.

Als ein wesentlicher Faktor in der Pathogenese des Trockenen Auges ist die wiederholte oder dauerhafte Zufuhr von Augentropfen mit dem Konservierungsmittel Benzalkoniumchlorid (BAK oder in der internationalen Literatur BAC) identifiziert worden. Dies ist in zahlreichen Augentropfen enthalten, auch jenen zur Glaukombehandlung. Menschen mit Trockenem Auge sollten grundsätzlich auf Konservierungsmittel verzichten. Dies gilt für das Glaukommedikament und für die „künstlichen Tränen".

Darüber hinaus sind konservierungsmittelfreie Präparate auch für jene Menschen ratsam, bei denen abzusehen ist, dass sie recht viele Augentropfen über die Jahre werden einnehmen müssen. Dies sind zum einen Patienten, die täglich mehrere unterschiedliche Präparate applizieren und zum anderen junge Betroffene, bei denen abzusehen ist, dass sie viele Jahre tropfen müssen und denen eine Schädigung von Tränenfilm, Bindehaut und Hornhaut möglichst erspart werden sollte.

> Konservierungsmittelfreie Präparate sind ratsam, wenn Sie recht viele Augentropfen über die Jahre werden einnehmen müssen.

Da für die Mehrheit der Glaukompatienten die Einnahme von Augentropfen die Therapie der Wahl ist, stellt die Anwendung von völlig konservierungsmittelfreien Tropfen die vielleicht größte Chance dar, um das Tränenfilmproblem in den Griff zu bekommen und die Symptomatik zu verbessern. Neben diesem Verzicht auf BAK und andere Konservierungsstoffe ist eine Unterstützung des Tränenfilms meist unverzichtbar.

Es gibt eine große Auswahl von Tränenersatzmitteln auf Basis verschiedener Substanzen wie Polyvinylakohol, Natriumhyaluronat und Methylzellulose. Ganz wichtig ist auch hier, wie bei der

Wahl des Glaukommedikaments: Diese Präparate sollten in konservierungsmittelfreier Version angewendet werden, da man sonst in einem Teufelskreis kommt.

Für besonders schwere Fälle von Trockenem Auge gibt es weitere Optionen wie die Anwendung von Entzündungshemmern zur Unterdrückung der häufig vorhandenen entzündlichen Komponente der Tränenfilmstörung und der Verschluss der ableitenden Tränenwege durch sogenannte Punctum Plugs, kleine, in die Tränenpünktchen einzuführenden Kunststoffpfropfen.

Im Übrigen sollten Sie darauf achten, ausreichend zu trinken, die Wohnräume gut zu belüften, möglichst Luftbefeuchter zu verwenden und sich von Lüftern und Gebläsen fernzuhalten. Der Verzicht auf Zigaretten, eine vitaminreiche Kost und ausreichend Schlaf können die Symptome mildern.

## Minimalinvasive Glaukomchirurgie (MIGS)

Glaukom wird mit einem mehr oder weniger fundierten medizinischen Verständnis vom Wesen der Krankheit seit gut 150 Jahren behandelt. Einer der Pioniere war der in Berlin wirkende Augenarzt Albrecht von Graefe (1828–1870), der als Begründer der modernen Augenheilkunde gilt. Von Graefe war sich der Bedeutung des erhöhten Augendrucks für die Entstehung des Glaukoms bewusst und stellte außerdem auch Überlegungen zur Rolle der Augendurchblutung bei dem Leiden an – ein durchaus modernes Konzept, das in der Gegenwart wieder an Bedeutung gewonnen hat.

Des Weiteren führte er eine neue und für damalige Verhältnisse revolutionäre Operationsmethode ein, die Iridektomie. Durch diesen Schnitt in die Iris wird eine bessere Zirkulation des Kammerwassers und letztlich dessen Abfluss bewirkt; es ist eine sinnvolle Maßnahme bei Engwinkelglaukom. Für die überwiegende Mehrzahl der Glaukompatienten, jene mit Offenwinkelglaukom, hatte indes auch von Graefe noch keine probate Behandlungsmethode. Immerhin kam wenige Jahre nach seinem frühen Tod – von Graefe starb mit 42 Jahren an Tuberkulose – um etwa 1878 mit Pilokarpin (siehe Seite 63) ein erstes wirksames Glaukommedikament zur Anwendung.

Einen entscheidenden Sprung vorwärts erlebt nun die Glaukombehandlung auch in unserer Epoche. Nachdem es seit vielen Jahren Methoden der operativen Drucksenkung gibt, die wir nun aus guten Gründen als „klassische" Glaukomchirurgie bezeichnen, wie vor allem die Trabekulektomie (mehr dazu im nächsten Kapitel), hat sich seit etwa 2010 eine neue Option rasant und vielversprechend entwickelt. Im medizinischen Sprachgebrauch und auch bei gut informierten Betroffenen gilt diese kurzerhand als MIGS.

Die MIGS stellt einen entscheidenden Sprung vorwärts in der Glaukombehandlung dar.

MIGS steht für minimally-invasive glaucoma surgery oder auch für micro-incisional glaucoma surgery. Dieser nur sehr begrenzt traumatische Ansatz – man könnte fast von „sanfter" Chirurgie sprechen – ist deswegen bedeutsam, da es in der Augenchirurgie ohnehin meist um sehr kleine Dimensionen geht. Fast alle wesentlichen Eingriffe finden mit Inzisionen, also chirurgischen Einschnitten in ein Gewebe, in der Größenordnung von wenigen Millimetern statt. Die Menge an Blut – typischerweise maximal einige wenige Tröpfchen –, die auf dem Operationsfeld sichtbar und weggetupft werden muss, ist so gering, dass sie einem Brust- und Bauchchirurgen oder einer Gynäkologin kaum auffallen würde.

Selbst für die sehr zarten Verhältnisse der Augen- oder Ophthalmochirurgie stellen die neuen minimalinvasiven Techniken eine Verbesserung, um nicht zu sagen einen Quantensprung dar. Bei der MIGS wird in noch kleineren Dimensionen operiert. Dies geschieht im Prinzip in zwei Szenarien.

## MIGS mit Katarakt-OP und als „stand-alone procedure“

Eine Form, in der die MIGS zur Anwendung kommt, ist in einer Situation, in der sich jemand ohnehin einer Augenoperation unterziehen muss und sich die kleine Intervention zur Regulierung des Augeninnendrucks problemlos einfügen lässt.

Eine solche Situation, in der also gar keine weitere Inzision, kein weiteres (Mini-)Trauma erfolgt, sondern lediglich eine Ergänzung vorgenommen wird, liegt z. B. bei einer Kataraktoperation vor. Den Grauen Star operieren zu lassen, die getrübte Linse im Auge durch eine Intraokularlinse (IOL) ersetzt zu bekommen – das ist etwas, was bei der heutigen Lebenserwartung auf fast alle von uns zukommt. Die Kataraktoperation ist, dies wurde schon erwähnt, die häufigste Intervention in der operativen Medizin überhaupt. Da sowohl Katarakt als auch Glaukom überwiegend ältere Menschen betreffen, ist es gar nicht so selten, dass beide Erkrankungen gleichzeitig vorliegen.

Die Operation des Grauen Stars ist an sich bereits von Vorteil für Glaukompatienten. Die Entfernung der recht dicken getrübten natürlichen Linse und das Einsetzen der sehr dünnen IOL senken nämlich für sich allein schon leicht den Augeninnendruck. Nach einer Kataraktoperation ist typischerweise der IOD um durchschnittlich 1,5 bis 3 mmHg niedriger als vor dem Eingriff.[5] Dies reicht jedoch für viele Glaukompatienten nicht aus, daher bietet es sich an, durch eine zusätzliche Intervention – welche die Operationsdauer um vielleicht zwei bis fünf Minuten verlängert – eine ausgeprägtere und dauerhafte Druckreduzierung zu erreichen.

Im Idealfall wird ein MIGS-Eingriff nicht nur den Druck senken, sondern auch die Notwendigkeit, antiglaukomatöse Augentropfen zu nehmen, beseitigen oder zumindest die Zahl der Medikamente deutlich zu reduzieren.

*MIGS liefern eine effektive Drucksenkung bei überschaubarem Risikoprofil für die Behandlung des milden bis moderaten Glaukoms.*
Priv.-Doz. Dr. Johannes Gonnermann, AugenCentrum Hamburg West

MIGS kann indessen auch unabhängig von einer Kataraktoperation erfolgen. In diesem Fall, in dem das Implantat durch eine kleine Öffnung und typischerweise mit einem Injektorsystem platziert wird, spricht man von einer stand-alone procedure, einem eigenständigen kleinen Eingriff. Dieser erfolgt in aller Regel unter lokaler Betäubung und meist ambulant.

## Wie die MIGS funktioniert

Allen MIGS-Verfahren ist gemeinsam, dass sie den Augeninnendruck senken, indem der Abfluss des Kammerwassers verbessert wird. Im Prinzip gibt es drei Möglichkeiten dazu.

Die MIGS-Verfahren senken den Augeninnendruck, indem der Abfluss des Kammerwassers verbessert wird.

Ein bei MIGS implantiertes kleines Röhrchen oder ein kleiner Stent kann durch das Trabekelmaschenwerk – ein natürliches Hindernis für den Kammerwasserabfluss im Auge – hindurchführen, es kann das Kammerwasser unter die Lederhaut in den sogenannten suprachoroidalen Raum oder unter die Bindehaut leiten.

Die erste Variante ist praktisch eine Verbesserung eines natürlichen Abflusses, während die beiden anderen einen künstlichen „Outflow“ für das Kammerwasser anlegen. Die Ableitung unter die Bindehaut (subkonjunktival) entspricht dem Grundgedanken bei der wichtigsten „klassischen“ Glaukomoperation, der Trabekulektomie.[6]

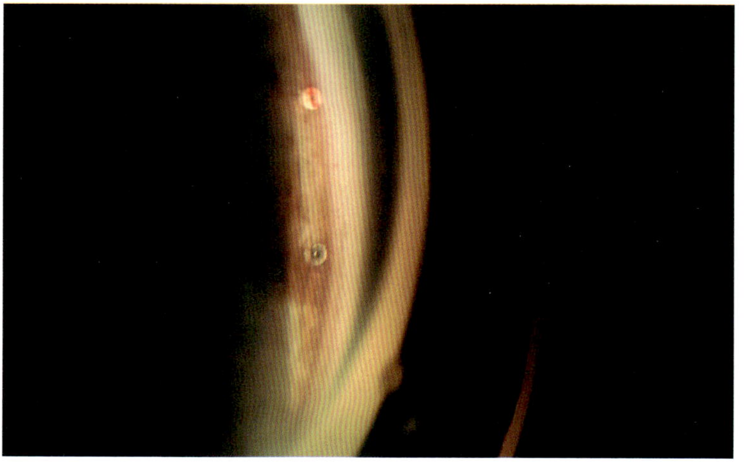

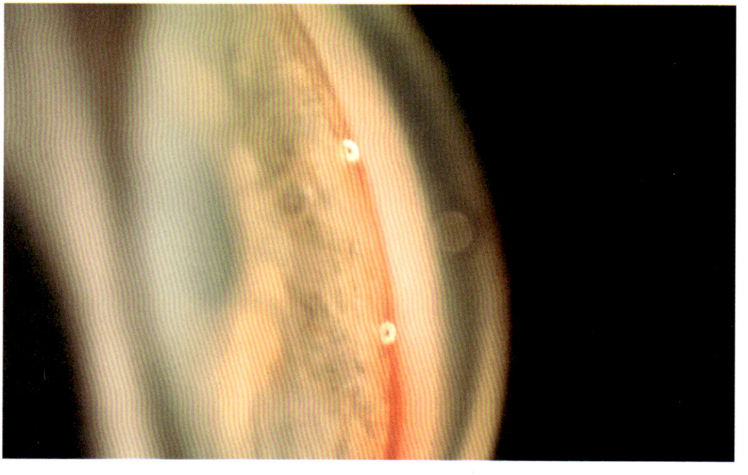

Blick mit dem Gonioskop auf den Kammerwinkel: Zwei iStent inject sind implantiert

Dem Kammerwasser den Weg durch das Trabekelmaschenwerk zu bahnen, ist die wahrscheinlich meistbenutzte MIGS-Technologie. Mehr als 500.000 Implantationen weltweit haben die Effektivität und Sicherheit der transtrabekulären Stents belegt. Mit einem Durchmesser von 0,3 mm und einer Länge von 0,4 mm kommt der iStent inject, das kleinste Implantat in der Medizin überhaupt, zum Einsatz

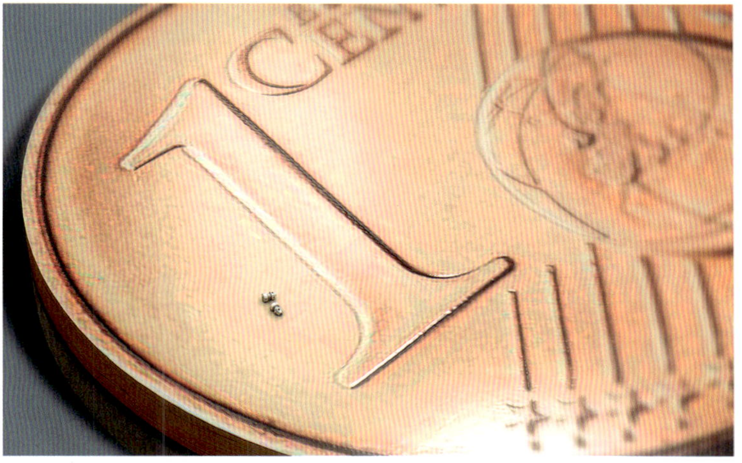

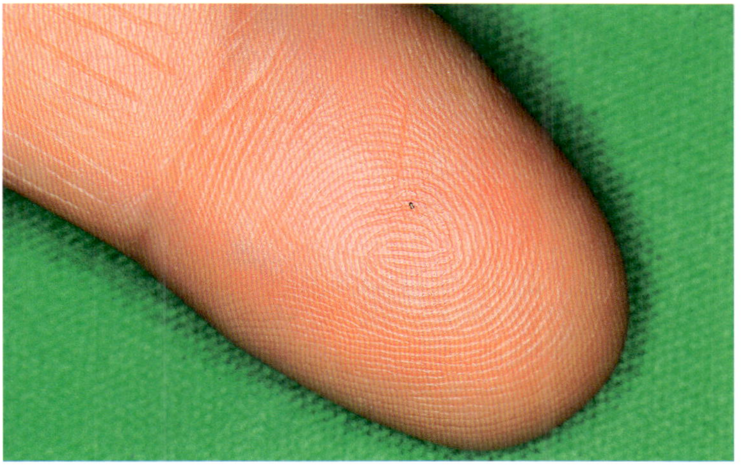

Der iStent inject ist das kleinste Implantat in der Medizin

Ähnlich wie ein Stent in den Herzkranzgefäßen dazu dient, den Blutfluss an verengten Stellen zu verbessern und damit einem Herzinfarkt vorzubeugen, bewirkt auch der iStent inject (und sein ebenfalls vielfach implantierter Vorgänger iStent) einen schnellen Durchstrom von Flüssigkeit. Das kleine Titanimplantat nämlich stellt eine Verbindung zwischen der vorderen Augenkammer zwischen Hornhaut und Pupille und dem natürlichen

Abflussweg des Kammerwassers, dem sogenannten Schlemm-Kanal her. Dabei wird das trabekuläre Maschenwerk umgangen.

### Wie effektiv ist die MIGS?

Die Effektivität der Drucksenkung bei gleichzeitig hoher Sicherheit der Methode ist inzwischen in der wissenschaftlichen Literatur gut belegt. Der Münchner Augenarzt Dr. Tobias Neuhann beispielsweise, der zu den ersten mit dem iStent inject arbeitenden Operateuren gehörte, hat Fünfjahresergebnisse vorgelegt – und fünf Jahre sind in der Augenheilkunde und vor allem bei MIGS ein recht langer Zeitraum.

Neuhann hatte die Stents im Rahmen einer Kataraktoperation in 65 Augen von 43 Personen eingesetzt. Die Patienten mit dem Durchschnittsalter von 73 Jahren waren mehrheitlich sogenannte schwierige Fälle: 14 von ihnen hatten das schwer zu behandelnde Pseudoexfoliationsglaukom (PEX), 38 Prozent der in der Studie erfassten Augen hatten früher bereits eine Trabekulektomie oder eine den Intraokulardruck (IOD) senkende Laserbehandlung bekommen – hatten also einen Eingriff hinter sich, der nicht den erwünschten Erfolg gezeitigt hatte.

Nachbeobachtungen fanden im ersten Jahr in halbjährlichen und darauf in jährlichem Abstand bis zu 60 Monaten postoperativ statt. Der Augeninnendruck, der im Schnitt vor der Kombinationsoperation in dem Kollektiv bei 23,7 mmHg gelegen hatte, betrug nach einem Jahr durchschnittlich 14,8 mmHg, nach drei Jahren 14,9 mmHg und nach fünf Jahren (zu diesem Zeitpunkt konnten noch 26 Augen erfasst werden) 14,7 mmHg. 65 Prozent der nach fünf Jahren nachuntersuchten Augen hatten einen IOD von weniger als 15 mmHg.

> Die Zahl der durchschnittlich jeden Tag einzuträufelnden Augentropfen konnte von 2,0 präoperativ auf 0,4 nach einem Jahr und 0,5 nach fünf Jahren gesenkt werden.

Die Zahl der durchschnittlich jeden Tag einzuträufelnden Sorten von Augentropfen konnte von 2,0 präoperativ auf 0,4 nach einem Jahr und 0,5 nach fünf Jahren gesenkt werden – was bedeutet, dass zahlreiche Patienten überhaupt keine Augentropfen mehr brauchten. Komplikationen, die auf den trabekulären Stent hätten zurückgeführt werden können, wurden während der gesamten Nachbeobachtungszeit nicht beobachtet.[7]

Vergleichbare Resultate hat der Frankfurter Augenarzt Prof. Dr. Fritz Hengerer auf einem großen Kongress in den USA präsentiert. Die Stents wurden in 125 Augen (je zwei Stück) implantiert, 81 davon im Rahmen einer Operation des Grauen Stars, 44 als standalone procedure. In der erstgenannten Gruppe wurde der mittlere IOD von einem Ausgangswert von 24,8  auf 13,4 mmHg gesenkt, was einer Druckreduktion um beachtliche 46 Prozent entspricht. Bei den Patienten, die lediglich die Stents erhielten, sank der mittlere IOD von 26,0 nach vier Jahren auf 14,3 mmHg (45 Prozent Druckreduktion). Die Zahl der noch benötigten drucksenkenden Augentropfen sank um 71 Prozent bzw. um 84 Prozent.

Das Sicherheitsprofil der Stents bezeichnete Hengerer als exzellent. Es gab keinen einzigen Fall von Komplikationen, wie sie gelegentlich nach klassischen Glaukomoperationen auftreten können, wie z. B. Hypotonie (Unterdruck im Auge) und Aderhautabhebung; auch allergische oder entzündliche Reaktionen wurden nicht beobachtet.[8]

Eine ähnliche Ableitung nimmt auch ein Mikrostent unter der Bezeichnung Hydrus vor. In einer neueren Studie wurde berichtet, dass bei gut drei Viertel von 369 im Rahmen einer Kataraktoperation mit diesem Verfahren operierten Augen nach zwei Jahren eine Druckreduzierung um mindestens 20 Prozent vorlag.[9]

**Rasante Fortschritte**

Die Entwicklungen und das Innovationstempo bei den MIGS sind zurzeit rasant. Nicht nur werden neue Stentsysteme und Techniken erprobt und eingeführt, es werden auch Weiterentwicklungen an existierenden und im klinischen Alltag bewährten Technologien vorgenommen. Dies gilt auch für den iStent inject. Seine nächste ▶▶

Generation, der iStent inject W, hat annähernd die gleichen Abmessungen wie sein Vorgänger, verfügt aber über eine breitere Basis, die einen besseren Sitz in der Vorderkammer garantiert. Der Abfluss ist dem natürlichen Kammerwasser-Outflow (bei gesunden Menschen) noch besser angeglichen, und Extreme sowie Druckschwankungen sollen besser vermieden werden.

## Aktuelle Entwicklungen

Die MIGS ist eine noch junge Technologie. Bei aller Zartheit der Implantate und aller minimalen Dimensionen des Eingriffs darf nicht vergessen werden: Wir haben es nichtsdestotrotz mit Chirurgie zu tun. Und Chirurgie birgt immer auch Risiken. So hat 2018 die Nachricht aufgeschreckt, dass der Hersteller des CyPass, eines Mikrostents für den suprachoroidalen Abfluss, dieses Produkt freiwillig vom Markt zurückgezogen hat. Dies war eine Vorsichtsmaßnahme, die Respekt verdient.

Es hatte sich in einer Langzeitstudie – einer Beobachtung über fünf Jahre – gezeigt, dass bei Trägern dieses Systems die Dichte der für die Funktion des Auges wichtigen Endothelzellen an der Rückfläche der Hornhaut sich schneller verringert hatte, als es in einer altersgleichen Kontrollgruppe geschehen war (die Zahl dieser Zellen nimmt mit dem Alter leicht, aber stetig ab). Schwere Komplikationen in nennenswerter Zahl sind glücklicherweise nicht berichtet worden, aber es zeigt, dass auch sehr begrenzte Eingriffe potenzielle Veränderungen im Auge auslösen können, die unerwünscht sind.

Das Vorkommnis legt indes auch Zeugnis ab vom hohen Verantwortungsbewusstsein in der Augenchirurgie und bei den Entwicklern innovativer Therapien. Eine suprachoroidale Ableitung bleibt in der MIGS nach wie vor möglich: Für diese Option steht ein kleiner Stent oder Shunt unter der Bezeichnung iStent supra zur Verfügung.[10]

Den Abfluss unter die Bindehaut, von wo das Kammerwasser dann mit dem normalen Blutstrom abtransportiert wird, gewährleisten derzeit zwei MIGS-Technologien. Diese Zahlenangabe ist ohne Gewähr – aufgrund immer neuer Innovationen sind möglicherweise bei Erscheinen dieses Buches zu den genannten Techniken eine oder mehrere weitere hinzugekommen. Die subkonjunktivalen MIGS sind das Gelimplantat XEN und der aus einem biokompatiblen Polymer bestehende InnFocus oder Preserflo.

Auch wenn der Effekt der Gleiche ist, so unterscheiden sich diese beiden sehr kleinen Implantate in der Art und Weise der Implantation. Der XEN wird vom Inneren des Auges aus eingesetzt; er wird über eine kleine Öffnung in die Vorderkammer eingebracht und von dort langsam unter die Bindehaut vorgeschoben. Diese Implantationstechnik nennt man ab interno, von innen. Der InnFocus oder Preserflo hingegen wird ab externo, von außen, durch die Bindehaut eingeführt und kommt mit seiner Spitze in der Vorderkammer zu liegen.

Die bisher vorliegenden Daten (vor allem der InnFocus ist noch sehr neu) deuten auf eine deutliche Drucksenkung und eine hohe Sicherheit hin. Ein Grundgedanke bei den subkonjunktivalen MIGS ist die Vermeidung der Komplikationen, wie sie nach der Trabekulektomie auftreten können.[11]

Verschiedentlich wird eine weitere Technik unter „MIGS" gelistet, worüber man geteilter Meinung sein kann. Es handelt sich um das Trabektom, ein in die Vorderkammer des Auges eingeführtes Instrument, das ein wenig an einen Füllhalter erinnert. Mit dem Trabektom („-tomie " bedeutet in der Medizin einen Schneidevorgang) wird ein Teil des Trabekelmaschenwerks mit einer Elektroablation abgetragen.

Die Entfernung einer anatomischen Struktur ist zumindest nach meinem Verständnis nicht „minimalinvasiv". Wie immer man es mit der Namensgebung hält, in einer Studie mit 339 Augen wird von einer Erfolgsrate von 80 Prozent berichtet – Erfolg wird in der Glaukomchirurgie meist definiert als eine Senkung des IOD auf Werte unter 21 mmHg und/oder eine relative Senkung um mindestens 20 Prozent gegenüber dem Ausgangsdruckwert. In jener Studie zum Trabektom wurde der IOD im Schnitt um 23 Prozent reduziert.[12]

Die Vielzahl der Optionen und der anderen Operationsverfahren ist für medizinische Laien kaum zu überblicken.

**Die optimale Lösung finden**

Die Vielzahl der Optionen und der anderen Operationsverfahren dürfte für die meisten medizinischen Laien kaum zu überblicken sein und neue werden hinzukommen. Umso wichtiger ist für Sie das Gespräch mit Ihrer Augenärztin oder Ihrem Augenarzt, um – sollte eine chirurgische Intervention die beste Aussicht für einen Behandlungserfolg bieten – die optimale Lösung für die eigene Situation und das eigene individuelle Krankheitsbild zu finden.

## Einem MIGS-Operateur über die Schulter geblickt

Auch wenn es nur eine „kleine" Operation ist – natürlich ist Heinz R. ein wenig beklommen, als er in den modernen OP-Saal im Viselle Augenzentrum in Erlangen geführt wird. Der 67-jährige Postbeamte im Ruhestand hat seit sechs Jahren Glaukom und zunehmend Probleme mit den drucksenkenden Augentropfen, auf die seine Augen gereizt reagieren. So bleibt es nicht aus, dass er gelegentlich auf die abendliche Einträufelung „verzichtet" – was natürlich nicht gut für die Behandlung eines Glaukoms ist. Seine Augendruckwerte liegen um 23 oder 24 mmHg; zu hoch nach Einschätzung der betreuenden Augenärztin, die ihn daher nach Erlangen geschickt hat: Es sei Zeit für eine MIGS.

Die leichte Angst von Heinz R. verfliegt, als er die beruhigende Stimme von Prof. Dr. Anselm Jünemann vernimmt. Jünemann begrüßt seinen Patienten im OP-Saal, in dem zwar wie an jedem Operationstag Hochbetrieb herrscht, der den international renommierten Augenchirurgen indes nicht aus der Ruhe bringt.

„Es dauert nur wenige Minuten“, erklärt Jünemann, „und was immer wir hier tun, spielt sich in der Größenordnung von einem und zwei Millimetern ab. Wenn alles gut geht, wird Ihr Augendruck anschließend im Zielbereich sein und Sie werden deutlich weniger, wahrscheinlich sogar keine Augentropfen mehr nehmen müssen.“

Nachdem Heinz R. es sich auf dem OP-Tisch den Umständen entsprechend bequem gemacht hat, wird er steril abgedeckt. Das Umfeld seines rechten Auges (das linke steht in ein paar Wochen zur Operation an) wird mit einem Desinfektionsmittel von Keimen gereinigt. Dann träufelt Jünemann wenige Tropfen eines Lokalanästhetikums in das Auge. Heinz R. wird allenfalls spüren, dass etwas an seinem Auge geschieht; Schmerzen wird er nicht haben. Die sehr sanfte topische Lokalanästhesie in Form von Augentropfen macht in den allermeisten Fällen die Injektion eines Lokalanästhetikums hinter das Auge überflüssig.

Dann geht es los. Jünemann macht einen kleinen, nur 1,5 mm breiten Eröffnungsschnitt, eine sogenannte Parazentese, bei „9 Uhr“, also an der zur Schläfe hin gelegenen Seite des Augapfels. Durch diese Öffnung injiziert Jünemann ein sogenanntes Viskoelastikum, ein etwas dickflüssiges Präparat, das gewährleisten soll, dass der Augapfel während des Eingriffs stabil und von normalem Druck ist. Jünemann verkippt sein OP-Mikroskop, das über dem Kopf von Heinz R. positioniert ist, leicht und setzt ein Goniprisma auf das Auge, ein Kontaktglas, mit dem sich unter dem Mikroskop der Kammerwinkel in mehrfacher Vergrößerung darstellt.

Von der OP-Schwester bekommt Jünemann den Injektor gereicht, in dem sich zwei kleine iStent inject W befinden. Der Ophthalmochirurg führt die dünne Spitze dieses Injektors langsam an das Zielgebiet: direkt unterhalb einer als Schwalbesche Linie bezeichneten Struktur nahe dem Trabekelmaschenwerk bei „8 Uhr“. Dann drückt Jünemann den Auslöseknopf. An der Spitze der Nadel erscheint der kleine Stent, der mit seiner Öffnung zielsicher im Schlemm-Kanal verankert wird. Dann dreht Jünemann die Spitze des Injektors leicht und setzt einen zweiten iStent inject bei „2 Uhr“ in den Schlemm-Kanal.

Professor Anselm Jünemann am Operationsmikroskop bei einer kombinierte OP: Kataraktentfernung plus MIGS

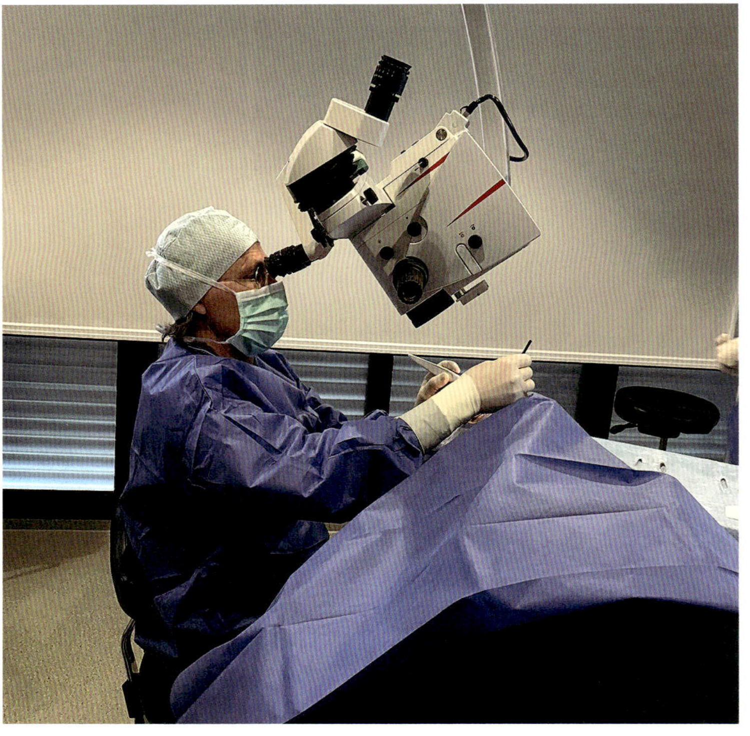

Durch das Mikroskop überzeugt sich der Operateur vom tadellosen Sitz der beiden kleinen Stents.

Durch das Mikroskop überzeugt er sich vom tadellosen Sitz der beiden kleinen Stents. Hätte Heinz R., wie in diesem Alter nicht ganz selten, eine das Sehvermögen beeinträchtigende Linsentrübung, einen Grauen Star, würde Jünemann jetzt eine Kombi-OP durchführen und nach dem Eingriff gegen das Glaukom die Linse entfernen und eine Intraokularlinse implantieren. Doch die Linsentrübung des Patienten ist nur mäßig; Jünemann schätzt mit Kennerblick, dass Heinz R. für diese Operation erst in sechs bis acht Jahren wieder ins Augenzentrum kommen muss.

Jünemann entfernt das Viskoelastikum aus der Vorderkammer und zieht sein Instrument aus dem Auge zurück; Die kleine 1,5 mm-Inzision ist self-sealing, das heißt, sie verschließt sich von selbst und bedarf keiner Naht. Ein leichter Verband kommt auf das Auge, dann kündigt Jünemanns „So, das war's!“ Heinz R. an, dass alles vorbei und gut verlaufen ist.

Der MIGS-Eingriff hat keine zehn Minuten gedauert, Heinz R. ist erstaunt, dass alles so schnell und ohne die geringsten Missempfindungen verlaufen ist. Von Jünemann mit einem Augenzwinkern und der Mahnung verabschiedet, sich am nächsten Tag bei seiner Augenärztin zur Kontrolle vorzustellen, nimmt Heinz R. im sogenannten Aufwachraum genannten Zimmer Platz (obwohl alle Patienten dort wach sind, an diesem Vormittag war keine Vollnarkose geplant), bevor ihn sein Sohn in einer Stunde mit nach Hause nimmt.

Der MIGS-Eingriff dauert meist keine zehn Minuten und verläuft unter lokaler Narkose.

Anselm Jünemann gönnt sich eine kurze Pause und einen starken Kaffee. Dann geht es weiter im OP-Saal. Mit der nächsten MIGS wird ein weiterer Patient von seinem Glaukom zwar nicht befreit, denn der Grüne Star ist nicht im klassischen Sinne heilbar, doch das Leben mit der Krankheit wird deutlich erleichtert.

## Konventionelle Glaukomchirurgie

In der operativen Behandlung des Glaukoms mit jenen Methoden, die wir in Unterscheidung von den MIGS hier die klassische oder konventionelle Glaukomchirurgie nennen wollen, gibt es zwei Ansätze:

- die Senkung des Augeninnendrucks durch Verbesserung des Kammerwasserabflusses
- die Drosselung der Produktion des Kammerwassers im Ziliarkörper

Diese beiden Strategien machen sich auch, wie gezeigt, die gegen Glaukom eingesetzten Medikamente zunutze. Die Reduktion der Kammerwasserproduktion ist durch eine chirurgische Intervention dagegen viel rabiater und die Eingriffe tragen den Fachbegriff „zyklodestruktiv", also den Ziliarköper ganz oder teilweise zerstörend bzw. zumindest schädigend.

## Die Trabekulektomie

Der wichtigste Eingriff in der konventionellen Glaukomchirurgie ist die Trabekulektomie, das Paradebeispiel für einen sogenannten filtrierenden oder fistulierenden Eingriff. Die Trabekulektomie ist seit rund 50 Jahren so etabliert, dass sie in Fachkreisen (zumindest bis zum Aufkommen der MIGS) mit dem Begriff „Goldstandard" geehrt wird. Dies zeigt sich vor allem darin, dass andere und neue Methoden in wissenschaftlichen Studien stets in puncto Wirksamkeit (Drucksenkung) und Sicherheit (Nebenwirkungen und Komplikationen) mit der Trabekulektomie verglichen werden.

Bei der Trabekulektomie wird eine Ableitung nach außen angelegt, in die das Kammerwasser hineinfiltriert.

Bei der Trabekulektomie wird eine Ableitung nach außen, eine Fistel, angelegt, in die das Kammerwasser quasi hineinfiltriert. Der Operateur eröffnet die Bindehaut und (leicht vereinfachend gesprochen) entfernt ein kleines Stückchen aus der darunterliegenden Lederhaut, der Sklera. Durch diese Öffnung tritt das Kammerwasser nach außen, unter die Bindehaut, die gegen Ende des Eingriffs wieder verschlossen wird. Diese Flüssigkeit wölbt die Bindehaut ein wenig vor, man spricht von einem Sickerkissen. Von hier aus wird das Kammerwasser von kleinen Blutgefäßen abtransportiert. Der Operationserfolg hängt davon ab, ob dieser Ausstrom von Kammerwasser so kontinuierlich und von einer solchen Größenordnung ist, dass der Augeninnendruck gesenkt bleibt und möglichst auch auf einem relativ stabilen Niveau ist.

Da der Körper die Neigung hat, Narben zu bilden, wo immer ihm Verletzungen – auch durch ein OP-Messer – zugefügt werden, ist die Vernarbung des Sickerkissens eine der größten Sorgen der Glaukomchirurgie. Ein fast routinemäßig bei Trabekulektomien zum Einsatz kommendes Hilfsmittel ist die Betupfung des nur wenige Quadratmillimeter großen Operationsfeldes mit einer die Narbenbildung hemmenden Substanz, entweder mit Mitomycin C oder mit 5-Fluorouracil (5-FU). Würde es zu einer Vernarbung kommen, wäre der Effekt der Operation dahin und der IOD würde wahrscheinlich wieder auf Werte wie vor dem Eingriff ansteigen.

*Viele Patienten leiden unter einer Medikamentenunverträglichkeit. Die filtrierenden Eingriffe wie die Trabekulektomie bieten unter allen hilfreichen modernen Verfahren nach wie vor die größte Chance, nach dem Eingriff ganz auf eine lokale augeninnendrucksenkende Therapie zu verzichten.*
Prof. Dr. Thomas Klink, Augenklinik Herzog Carl Theodor, München

Die Trabekulektomie führt in aller Regel zu einer sehr ausgeprägten Drucksenkung, sie ist ein effektives Operationsverfahren. Ihr vielleicht größter Nachteil ist, dass diese Drucksenkung gelegentlich zu deutlich ist und das Auge hypoton wird, also einen sehr niedrigen bis gar nicht mehr messbaren Druck hat. Das ist nicht gut und kann zu teilweise schweren Komplikationen wie Blutungen und Aderhautabhebungen führen. In diesen Fällen muss eine kleine Revision erfolgen.

## Die 360-Grad-Kanaloplastik

Eine andere Methode ist die 360-Grad-Kanaloplastik. Bei ihr wird im Unterschied zur Trabekulektomie keine Öffnung nach außen, unter die Bindehaut, angelegt. Stattdessen wird der natürliche Abfluss des Kammerwassers im Auge über den Schlemm-Kanal mit einem Mikrokatheter erweitert, der über den gesamten Verlauf des Kanals vorgeschoben wird – rundherum um die Iris, daher der Namenszusatz „360 Grad". Die Drucksenkungen sind mit dieser Methode moderater als mit der Trabekulektomie.

Die Trabekulektomie senkt deutlicher den Druck, hat aber auch mehr potenzielle Komplikationen.

Diese beiden und die anderen, seltener angewandten Methoden sind in zahlreichen Studien verglichen worden. Die Quintessenz ist meist, dass die Trabekulektomie deutlicher den Druck senkt, aber auch mehr potenzielle Komplikationen hat. Ein Beispiel mag eine amerikanische Studie sein, in welcher 37 Augen mit einer Trabekulektomie inklusive Einsatz von Mitomycin C eine wesentlich ausgeprägtere Druckreduktion – um durchschnittlich 12,2 mmHg – verzeichneten als 31 per Kanaloplastik operierte Augen, bei denen der IOD im Schnitt um 4,7 mmHg gesenkt wurde. Die Notwendigkeit, noch Augentropfen zu nehmen, war nach Trabekulektomie geringer (in dieser Studie sogar gleich Null), die Nachbetreuung und dabei vorzunehmende kleine Interventionen jedoch intensiver.[13],[14]

Nicht unerwähnt bleiben soll die Tatsache, dass nach einer Studie 30 Prozent der auf dem ersten Auge mit einer Trabekulektomie operierten Patienten diesen Eingriff für das Partnerauge ablehnten.[15] Nicht immer, aber sicher in zahlreichen Fällen kann MIGS dann möglicherweise eine Alternative sein.

## Ventil- oder Drainageimplantate

Bei deutlich fortgeschrittenen Glaukomen, denen mit Medikamenten oder einer Trabekulektomie nicht beizukommen war, kommen Ventilimplantate oder Drainageimplantate zum Einsatz, die nach ihren Erfindern Bezeichnungen wie Baerveldt oder Ahmed tragen. Sie haben angesichts der oft schwierigen Ausgangssituation respektable Erfolgsraten in den Händen erfahrener Operateure.

Freilich sind sie komplikationsanfällig: Das Röhrchen kann verrutschen, das Implantat kann durchscheuern, das Auge hypoton werden. Diese Ventilimplantate bedürfen einer intensiven Nachsorge und Kontrolle. Aber vielen Betroffenen, bei denen schon die Hoffnung aufgegeben war, konnte geholfen werden. Der amerikanische Augenarzt Steven Gedde, der die Drainageimplantate in einer Reihe von Studien untersucht hat, kann sie sich bei schwieriger Ausgangssituation auch als Ersteingriff vorstellen.[16]

### Weitere Methoden

Schwierige Ausgangssituationen liegen typischerweise auch vor, wenn die eingangs erwähnten zyklodestruktiven Optionen zur Anwendung kommen. Dabei wird der Ziliarkörper mit Kälte oder mit Laser teilweise verödet. Auch hier scheint sich eine Entwicklung anzubahnen, bei der mit sanfteren Technologien dieser Weg auch beschritten werden könnte, wenn noch nicht alle anderen Maßnahmen gescheitert sind.[17]

Jeder operative Eingriff, ob in der Augenheilkunde oder in anderen chirurgischen Fächern, birgt ein Risiko. So sei zum Abschluss der amerikanische Augenarzt George Spaeth zitiert, von dem der Ausspruch stammt, dass Glaukomchirurgie, wäre sie hundertprozentig sicher, bei jedem Patienten mit dem Grünen Star zur Anwendung käme.

## Behandlung mit dem Laser

Der Laser ist ein wichtiges Instrument in der Augenheilkunde und kommt bei zahlreichen Indikationen zum Einsatz. Die früheste Anwendung ist jene bei bestimmten Erkrankungen der Netzhaut, hervorgegangen aus den Pioniertaten des späteren Direktors der Universitätsaugenklinik Essen, Prof. Dr. Gerd Meyer-Schwickerath, der als junger Arzt in Hamburg kurz nach dem Zweiten Weltkrieg erstmals konzentriertes Sonnenlicht zur „Koagulation“ der Netzhaut einsetzte.

## Anwendungsmöglichkeiten

Mit dem Laser werden dünne Stellen und kleine Löcher in der Netzhaut quasi abgedichtet.

Laser, eine konzentrierte und gebündelte Form von Licht, ist aus der Retinologie, dem sich mit der Netzhaut beschäftigenden Spezialgebiet der Augenheilkunde, nicht mehr wegzudenken. Mit Laser werden dünne Stellen und kleine Löcher in der Netzhaut quasi abgedichtet, sodass sich keine Netzhautablösung entwickeln kann. In deren Therapie hat der Laser, typischerweise im Rahmen einer größeren Operation, einer Vitrektomie, ebenfalls seinen Platz. Diabetische Netzhautveränderungen, die altersabhängige Makuladegeneration (AMD) und Gefäßverschlüsse der Netzhaut sind einige der weiteren Indikationen für den Laser, auch wenn er dabei in jüngerer Vergangenheit durch die ins Augen injizierten Medikamente, die VEGF-Hemmer, Konkurrenz bekommen hat.

An den vorderen Augenabschnitten gibt es ebenfalls eine Reihe von Anwendungen des Lasers. So ist die Refraktivchirurgie an der Hornhaut, also die Veränderung der Brechkraft, um eine Fehlsichtigkeit zu behandeln, in ganz starkem Maße auf den Laser angewiesen. Bei der Kataraktchirurgie, der Operation des Grauen Stars, kommt ebenfalls seit wenigen Jahren eine spezielle Variante, der Femtosekundenlaser, für verschiedene Schritte wie Inzisionen und die Zerlegung (Fragmentierung) der Linse zum Einsatz.

## Neodym-YAG-Laser

Beim Glaukom gibt es verschiedene Varianten der Laserbehandlung, die manchmal nicht Therapie in engeren Sinn, sondern auch Prophylaxe sein können. Bei Menschen mit der beschriebenen anatomischen Besonderheit einer flachen Vorderkammer bzw. eines engen Kammerwinkels ist das Anlegen einer kleinen Öffnung in der Iris nicht nur ein Schritt zur Senkung des Augeninnendrucks bei einem akuten Anstieg, sondern kann auch vorbeugend erfolgen, um es gar nicht erst zu einer solchen Druckerhöhung kommen zu lassen. Hierfür wird ein Neodym-YAG-

Laser benutzt. Die kleine Eröffnung des Irisgewebes wird Iridotomie genannt. Sie ist praktisch die moderne Version der von Albrecht von Graefe 1857 eingeführten und mit einem kleinen Schnittinstrument vorgenommenen Iridektomie.

### Argon-Laser-Trabekuloplastik

Bei der weitaus häufigeren Glaukomform, dem primär chronischen Offenwinkelglaukom, wird mit dem Laser eine Senkung des Augeninnendrucks angestrebt. Die Argon-Laser-Trabekuloplastik (ALT) erfolgt an der Spaltlampe: Nach lokal betäubenden Augentropfen wird ein Kontaktglas aufgesetzt und Arzt oder Ärztin werden eine Reihe von Laserherden in das Trabekelmaschenwerk des zu behandelnden Auges setzen. Wie genau diese wirken, ist nicht ganz klar. Eine Hypothese ist, dass die Laserherde die Kontraktilität des Trabekelwerkes beeinflussen, also die Fähigkeit, sich aktiv zusammenzuziehen.

### Selektive Lasertrabekuloplastik

Eine Weiterentwicklung der ALT ist die Selektive Lasertrabekuloplastik, abgekürzt SLT. Mit einem Laser, der mit extrem kurzen Impulsen arbeitet, werden gezielt pigmenthaltige Zellen im Trabekelwerk behandelt. Diese Zellen werden abgebaut, umliegendes Gewebe wird nicht beeinträchtigt. Dadurch verbessert sich der Abfluss des Kammerwassers und der Augeninnendruck wird gesenkt. Sehr positiv ist, dass die Behandelten in aller Regel keine Schmerzen oder sonstigen Missempfindungen verspüren, auch zeigt das Auge anschließend kaum Reizungen.

Mit der SLT können Drucksenkungen in einer Größenordnung um 20 bis 25 Prozent erzielt werden. Das ist bei zahlreichen, wenn auch nicht allen Glaukombetroffenen hilfreich. Recht erfolgreich ist der Laser offenbar in der Behandlung von Druckspitzen, also von Ausreißern des IOD nach oben, die als ein besonderer Risikofaktor für die Glaukomprogression gelten.

Mit der SLT können Drucksenkungen in einer Größenordnung um 20 bis 25 Prozent erzielt werden.

Der Nachteil der ALT und der SLT liegt darin, dass der drucksenkende Effekt oft nicht permanent ist und der IOD nach einigen Monaten oder wenigen Jahren erneut ansteigt. Jedoch gibt es für manche Betroffene Situationen, in denen auch ein vorübergehender therapeutischer Effekt als sehr positiv wahrgenommen wird – wenn man z. B. Augentropfen nicht oder nicht mehr verträgt und dank der Laserbehandlung einige Jahre ganz ohne medikamentöse Therapie gegeben sind, bevor zu einer Glaukomoperation geschritten wird. Und selbstverständlich kann der Laser – mit der genannten langfristigen Einschränkung – auch anstelle von Medikamenten als erste Therapieoption eingesetzt werden.[18]

*Ein erhöhter Augeninnendruck kann auch mit einer Laserbehandlung, der Selektiven Laser-Trabekuloplastik, gesenkt werden. Die Behandlung ist schmerzfrei und kann ambulant beim Augenarzt durchgeführt werden. Die SLT erspart den Patienten das tägliche Tropfen, hat keine Nebenwirkungen und erhöht somit die Lebensqualität.*

Priv.-Doz. Dr. Karin Pillunat, Oberärztin, Universitätsaugenklinik Dresden

## Erfahrungsbericht einer Glaukompatientin

Für Francesca von Grebmer lag die Krankheit in der DNA: „Ich bin erblich vorbelastet von meiner Mutter. Wir sind vier Kinder, zwei haben Glaukom geerbt von der Mutter, die anderen beiden die schlechten Venen. Ich weiß nicht, wer die besseren Karten gezogen hat. Mein älterer Bruder lebt seit langer Zeit mit DVT (Thrombose tiefer Venen), und Marcumar ist sein täglicher Begleiter. Meine Mutter war vor vierzig Jahren bei Professor Flammer in Behandlung, eine Cousine von mir ebenfalls. Sie hatte eine Glaukomattacke und wurde wegen eines Engwinkelglaukoms sofort an beiden Augen operiert; seither lebt sie tropfenfrei.

Francesca teilt eine Erfahrung mit vielen anderen Glaukompatienten: „Die Angst vor dem Erblinden ist immer irgendwo im Hinterkopf und ein ständiger Begleiter." Doch die unternehmungslustige und aktive Frau, die viele Jahre an der Botschaft ihres Heimatlandes, der Schweiz, in Washington gearbeitet hat und sich nun, in der Nähe von Zürich lebend, vor allem an ihrem ersten Enkelkind erfreut, hat über viele Jahre auch sehr intensiv die Fortschritte verfolgt, die im Umgang mit dem Grünen Star erreicht wurden: das bessere Verständnis seiner Ursachen, Risikofaktoren und Begleitumstände, neue Methoden, um das Glaukom rechtzeitig zu erkennen, und nicht zuletzt auch neue Optionen in der Behandlung.

Wie bei Patienten mit familiärer Belastung nicht ungewöhnlich, fing es bei Francesca früher an als bei anderen Betroffenen: „Schon mit etwa dreißig hatte ich einen erhöhten Druck und wurde zuerst einmal homöopathisch behandelt. Interessanterweise hatte ich mir damals eigentlich gar keine großen Sorgen gemacht, wenn ich jetzt so darüber nachdenke. Wir sind dann, als ich um die vierzig war, in die USA gezogen. Dort habe ich einen Termin mit einem Augenarzt gemacht. Ich war dann über 20 Jahre lang in Behandlung bei einem Glaukomspezialisten in Bethesda im Bundesstaat Maryland."

Von nun war der Gedanke an diese Krankheit, die nicht wehtut, keine wirklich spürbaren Beschwerden verursacht und wie ein Damoklesschwert über den Betroffenen hängen kann, nie weit weg von ihr. „Meine Augen rutschten ab dann relativ schnell auf den ersten Platz in meinem Gesundheitsdossier", erklärt Francesca mit einem Lächeln. Sie hat die bei Europäern seltenere Variante, das Engwinkelglaukom, doch der wichtigste therapeutische Ansatz, das Senken des erhöhten Augeninnendrucks, ist der gleiche wie beim häufigeren Offenwinkelglaukom:

„Anfänglich wurde mir einmal täglich Latanoprost, abends einzunehmen, verschrieben. Bald danach hatte ich einen präventiven Lasereingriff für mein Engwinkelglaukom. Ein paar Jahre später kam dann noch Timolol dazu, zunächst 0,25 %, dann 0,5 % am Morgen. Noch ein paar Jahre später auch noch Dorzolamid für das linke Auge, da sich der Druck nicht verbesserte und sich mein Sehfeld auf dem linken Auge im Nasenbereich verschlechtert hatte. Das war gegen Ende unseres Aufenthaltes in den USA."

Francesca lernte, dass es für sie wie für zahlreiche andere Betroffene neben dem Augeninnendruck weitere wichtige Faktoren gibt, vor allem die Durchblutung: „Leider habe ich viel zu spät in den USA von den Online-Glaukomveranstaltungen gehört, die Dr. Ronald D. Gerste vom Initiativkreis Glaukom-Früherkennung (www.glaukom.de) zusammen mit dem Bundesverband Glaukom-Selbsthilfe organisiert. Seit etwa zwei Jahren schalte ich mich immer dazu und habe so viel davon gelernt, wie es Laien eben möglich ist. Vor allem den ausgesprochen spannenden Vortrag von Professor Flammer über den Zusammenhang zwischen niedrigem Blutdruck und Glaukom, jetzt auch auf Youtube, habe ich mehrmals angeschaut.

Bemerkenswert fand ich, dass ich über zwanzig Jahre in den USA in Behandlung war und mein Augenarzt nie nach meinem Blutdruck gefragt hat. Ich war mir nicht bewusst, dass mein niedriger Blutdruck einen Einfluss auf mein Glaukom haben könnte. Jetzt weiß ich es, das ist doch schon mal etwas Positives.

Ich habe die von Professor Flammer vorgeschlagenen Änderungen in meine tägliche Routine aufgenommen: Radfahren im Bett, langsames Aufstehen, damit kein Blutdruckabfall stattfindet. Außerdem mehr Salz. Es war wie im Bilderbuch: Auch ich hatte aus Gesundheitsgründen sehr wenig Salz konsumiert. Auch die Vorträge über mögliche Glaukom-OPs, welche Medikamente man lieber nicht nehmen sollte, was man sportlich eher nicht machen oder was man lieber nicht essen sollte – all diese Themen werden dort angesprochen, sind sehr hilfreich und geben mir Sicherheit."

Der jüngste Schritt beim Thema Augengesundheit ist für Francesca gerade die Operation des Grauen Stars, der Katarakt, gewesen. Der bekannte Schweizer Augenchirurg Prof. Dr. Daniel Mojon hat sie mit Erfolg an beiden Augen operiert. Francesca weiß, dass gerade bei einem Engwinkelglaukom die Kataraktoperation zu einer Augendrucksenkung beitragen kann. Einen Rat hat sie für alle Betroffenen: „Wissen ist Macht, heißt es. Das gilt gerade auch im Umgang mit dem Grünen Star. Man muss sich informieren, auf dem Laufenden halten. Es tut sich so viel – und man kann dabei lernen, dass die Krankheit einem erfüllten Leben nicht im Wege stehen muss."

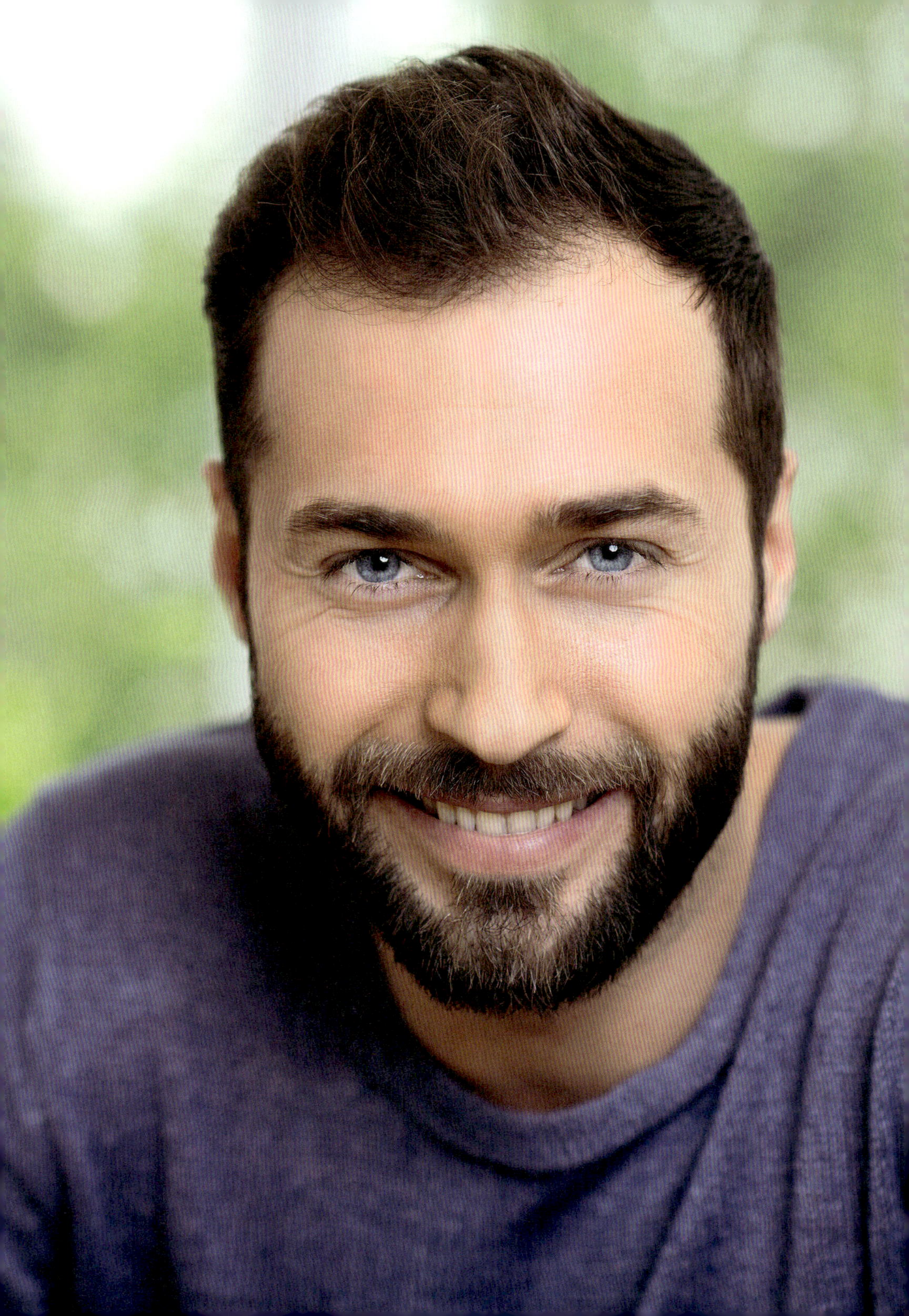

# GUT UND GESUND LEBEN MIT GLAUKOM

Neben der Therapie, also der Senkung des Augeninnendrucks durch Medikamente, Laser oder eine Operation, kann die Lebensführung dazu beitragen, das Glaukom im Griff zu haben. Die passenden Tipps, vor allem zur Ernährung und zur körperlichen Bewegung, sind dabei nicht nur für Ihr Auge und Ihren Sehnerv gut, sondern für Sie als ganzen Menschen.

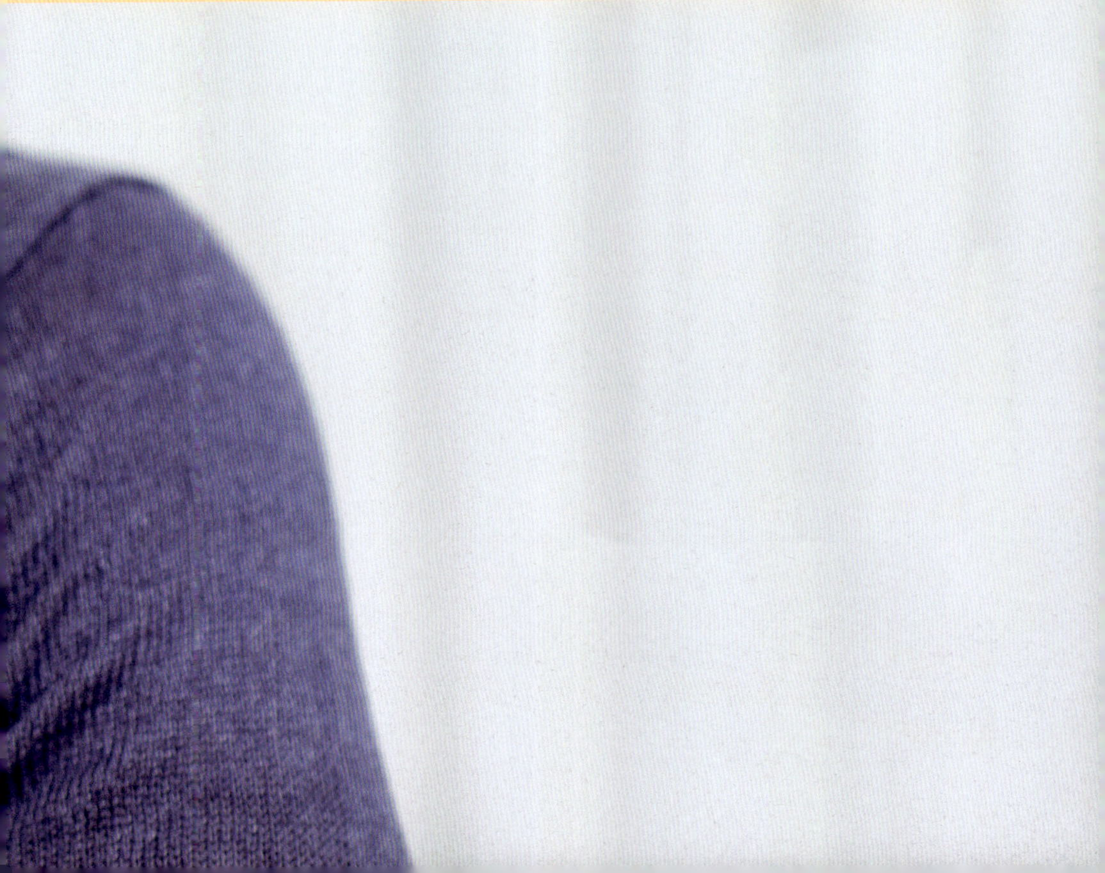

Sie wissen nun: Glaukom ist eine gefährliche, doch glücklicherweise in den allermeisten Fällen nicht sehr schnell fortschreitende Erkrankung. Glaukom ist nicht heilbar, wohl aber beherrschbar. Glaukom ist gut behandelbar. Letzteres gilt vor allem für den wichtigsten Risikofaktor des Glaukoms, den erhöhten Augeninnendruck.

Über andere Faktoren haben wir in jüngerer Zeit viel gelernt, z. B. den Einfluss der Durchblutung des Auges bei manchen Betroffenen, vor allem bei jenen mit Normaldruckglaukom. Auch sind die Grundlagen der Krankheit, das Absterben von Sinneszellen in der Netzhaut und im Sehnerv, zunehmend besser erforscht, auch wenn noch Fragen offen bleiben.

Da sich diese Vorgänge auch bei anderen degenerativen Erkrankungen abspielen, stellt sich die Frage, was man im täglichen Leben tun kann, um den eigenen Körper zu unterstützen und dem Zelluntergang entgegenzuwirken. Wie bei so vielen anderen Leiden von Herzinfarkt bis Alzheimer kann in der täglichen Lebensführung ein Schlüssel liegen. „Gesund leben“ allein kann den Grünen Star nicht besiegen. Aber es kann die klassische Glaukomtherapie, das Management des Augeninnendrucks, unterstützen. Und es hilft allen Organen, dem gesamten Körper und der Seele.

## Lebensqualität trotz Glaukom

Gegen Ende unseres Buches über das Glaukom sollte ein positiver Aspekt stehen. Wenn der Grüne Star adäquat behandelt und kontrolliert wird, die Augendruckwerte in einem als sicher betrachteten Bereich liegen und der Kreislauf stabil ist, können Sie praktisch ein absolut normales Leben führen, mit allen Freuden und ohne nennenswerte Einschränkungen oder den Verlust von Lebensqualität.

Menschen mit Glaukom können und sollten wie alle anderen Hobbys haben, Sport treiben (Exzesse sind grundsätzlich zu meiden, ob mit Glaukom oder ohne), aktiv sein, reisen und alles tun, was ihnen Spaß macht. Dazu gehört natürlich auch die körperliche Liebe – Sex ist gesund, und das gilt auch bei Glaukom.

Zu den Sorgen, die von Betroffenen immer wieder geäußert werden und auf Veranstaltungen und in Foren diskutiert werden, gehört unter anderem: Kann ich Flugreisen unternehmen? Darf ich in die Sauna gehen? Wie sieht es mit dem Genuss von Kaffee und Alkohol aus?

Grundsätzlich steht Tätigkeiten, die für Körper und Seele angenehm sind, bei Glaukom nichts entgegen.

Wie immer sind allgemeine Maßregeln schwierig, ist doch jeder Mensch individuell, aber grundsätzlich steht Tätigkeiten, die für Körper und Seele angenehm sind, nichts entgegen. So mag es in der medizinischen Fachliteratur zwar vereinzelt Fallberichte geben, in denen sich etwas Dramatisches zugetragen hat. So wurde vor einiger Zeit über einen akuten Glaukomanfall eines Mannes beim Sex berichtet. Doch dürfte dieser Herr die massive Drucksteigerung wohl auch unter anderen Umständen bekommen haben. Auch die wenigen Berichte von Problemen mit Langstreckenflügen erscheinen als Ausnahmen, die vor dem Hintergrund von unzähligen Menschen mit Glaukom, die ohne Schwierigkeiten fliegen, wenig Gewicht haben dürften.

Wie bei jeder Krankheit, jedem körperlichen Zustand bis hin zum perfekten Wohlbefinden spielt die Lebensführung natürlich auch bei Menschen mit Glaukom eine wichtige Rolle in dem Sinne, dass eine gesunde Lebensweise nicht nur dem Körper insgesamt, sondern auch dem Auge zugutekommt – auch einem an Glaukom erkrankten Auge. Zwei Aspekte sollten genauer betrachtet werden: die Ernährung und die körperliche Aktivität.

### Die richtige Ernährung

Die Ernährung ist die wichtigste Lebensgrundlage und entscheidend für unsere körperliche und geistige Gesundheit, für unsere

Fitness und Lebensqualität. Sie hat über die gesamte Menschheitsgeschichte die zentrale Rolle im Leben und Streben gespielt. Für unsere frühesten Vorfahren, ob in den Savannen Afrikas oder den Höhlen und Wäldern Europas stand die Suche nach Nahrung im Mittelpunkt der Existenz, war Auslöser von Migration und – bei Mangel an Essbarem – Ursache von Massensterben.

Heute ist es in Europa und vielen anderen Teilen der Welt weniger der Nahrungsmangel als vielmehr der Überfluss von Lebensmitteln und deren Qualität, die gesundheitliche und häufig lebensbedrohliche Probleme verursachen. Nach einer Mitteilung des Robert Koch-Instituts sind angeblich 67 Prozent der Männer und 53 Prozent der Frauen in Deutschland übergewichtig;[19] etwa ein Viertel sei sogar adipös, also stark übergewichtig (mit einem Body Mass Index (BMI) von mehr als 30).

In zahlreichen Studien ist nachgewiesen worden, dass ein hoher BMI häufig mit einem erhöhten Augeninnendruck assoziiert ist, wobei allerdings an eine Grundwahrheit der Medizin und der medizinischen Publizistik erinnert werden muss: Eine Assoziation, dass ein körperliches Charakteristikum gemeinsam mit einem anderen auftritt, bedeutet noch keine kausale Verbindung, dass also das eine das andere bedingt. Dennoch dürfte ein erhöhter IOD bei übergewichtigen Menschen wohl kein Zufall sein.

Eine über den tatsächlichen täglichen Bedarf des Körpers hinausgehende und durch ihre Zusammensetzung ungesunde Ernährung, z. B. industriell verarbeitete Lebensmittel, fetthaltige Nahrung, zu viel (teilweise „versteckter“) Zucker usw. begünstigt die Entstehung von Diabetes Typ 2, Herz- und Gefäßerkrankungen, Bluthochdruck oder auch bösartigen Erkrankungen. Umgekehrt können bei manchen chronischen Erkrankungen durch gezielte Nahrungswahl Symptome und Krankheitsverläufe gemildert werden.

**Diabetes Typ 2 und Glaukom**

Besonders der Diabetes mellitus ist unter dem Gesichtspunkt der Augengesundheit natürlich eine potenzielle Gefahr. Niemand möchte zu einem Glaukom noch eine Erkrankung haben, die ebenfalls die Zellen in der Netzhaut schädigen kann, was bei Diabetes in erster Linie durch die pathologischen Veränderungen der kleinen Blutgefäße in der Netzhaut geschieht. „Zucker" ist eine wahre Volkskrankheit und weiterhin auf dem Vormarsch. Während man in Europa bis zum Jahr 2050 einen Anstieg der Zahl der Diabetiker von 61 auf 69 Millionen erwartet, dürfte sich ihre Zahl weltweit von derzeit 537 Millionen auf 783 Millionen Diabetiker erhöhen.

Wie man sich gesund ernähren kann – als gesunder Mensch, aber auch bei chronischen Krankheiten wie etwa Leber- oder Herzleiden –, kann man in seriösen Ratgebern detailliert erfahren. Eine gesunde Ernährung, ergänzt durch körperliche Aktivität und andere sinnvolle Lifestyle-Komponenten, ist selbstverständlich auch gut für Ihre Augengesundheit. Darüber hinaus gibt es Nahrungsbestandteile, denen ein ganz spezifischer nützlicher Effekt für das Sehen und das Sehorgan zugesprochen wird.

> Falsche und zu üppige Ernährung ist einer der wichtigsten Krankmacher moderner Gesellschaften, längst nicht nur in den Industrienationen.

Sie kennen die Geschichte von den Möhren, die „gut für die Augen" sind. Dieses Gemüse enthält reichlich Betacarotin, das als Provitamin A eine Vorstufe des Vitamins A ist. Dieses ist gut für die Hornhaut und kann offenbar dazu beitragen, die Austrocknung dieser sehr sensiblen Gewebeschicht zu verhindern. Dass man durch reichlich Karottenverzehr sich eine besonders gute Sehschärfe erwerben kann – also nicht kurz- oder weitsichtig zu werden –, ist jedoch ein Mythos.

Ein solcher ist wohl auch die Geschichte von den Piloten der britischen Royal Air Force, die vor nächtlichen Einsätzen im Zweiten Weltkrieg Heidelbeerkonfitüre gegessen haben sollen, weil dies ein besseres Sehen in der Dunkelheit ermögliche. Blaubeeren sind in der Tat für das Auge gesund, weil sie reichlich Radikalfänger enthalten, auf deren Bedeutung wir gleich zu sprechen kommen, aber ein so plötzlicher Effekt, der beim Fliegen eines Kampfflugzeugs kurz nach der Einnahme manifest geworden wäre, ist natürlich Seemanns-, Pardon, Fliegergarn.

Auch beim Glaukom würde man natürlich hoffen, dass man sich etwas mit den Mahlzeiten zuführen kann, das einen Einfluss auf den Augeninnendruck hat und diesen wichtigsten Risikofaktor des Grünen Stars vielleicht ein wenig senkt. Wer sich tief in die Literatur gräbt, wird sicher die eine oder andere Publikation finden, in der bestimmten Lebensmitteln ein Einfluss auf den IOD zugesprochen wird. Doch um es kurz zu machen: Derartige Effekte auf den Augeninnendruck, falls sie überhaupt bei größeren Personenzahlen mess- und nachweisbar sind, sind minimal und sicher nicht ausreichend, um zu einer erfolgreichen Therapie des Glaukoms entscheidend beizutragen. So wird dem Alkohol eine leicht drucksenkende Wirkung zugesprochen, die jedoch (zu alkoholischen Getränken mehr auf Seite 107) keine Rechtfertigung für eine über das gesundheitlich akzeptable Maß hinausgehende Zufuhr ist.

### Die Rolle der freien Radikale

Freie Radikale sind eine hochreaktive Form des Sauerstoffs, der Körperzellen angreifen und schädigen kann.

Nachhaltiger kann eine bewusste Ernährung dort wirken, wo sich das krankhafte Geschehen abspielt: in der Zellen des Körpers, in dem für uns interessanten Organ, also in den Zellen der Netzhaut, des Trabekelmaschenwerks und anderer Strukturen des Auges, die beim Glaukom eine Rolle spielen. Wir müssen hier etwas weiter ausholen, um zu verstehen, warum es besser ist, grünen Tee zu trinken als überzuckerte Limonaden.

Ohne allzu sehr in die biochemischen Details zu gehen, sollte man im Umgang mit dem Grünen Star zwei Begriffe im Kopf behalten: die freien Sauerstoffradikale (oft abgekürzt freie Radikale) und das „Gegengift“ zu diesen potenziell gefährlichen Teilchen, den Radikalfängern. Bei den freien Radikalen handelt es sich um eine hochreaktive Form des Sauerstoffs, der die Körperzellen angreifen und schädigen kann. Diese Radikale sind ein Ausdruck von Stress, dem diese Zellen, und mit ihm der gesamte Mensch, aus unterschiedlichen Gründen ausgesetzt sein können.

Die freien Radikale greifen bestimmte Strukturen der Zelle an wie die Zellhülle, den Kern und vor allem die Mitochondrien, die sogenannten Kraftwerke der Zelle, ohne deren Funktionieren sie nicht lebensfähig ist. Manche Zellen wehren sich gegen diese Invasoren auf eine letztlich suizidale Art; sie kapitulieren und lösen die Apoptose aus, quasi den Selbstmord der Zelle.

Neben den Sinneszellen gehen in der Netzhaut auf diese Weise auch Astrozyten, die eine wichtige Stütz- und Schutzfunktion für die Sinneszellen spielen, zugrunde. Es ist dieses Apoptose-Programm, das nach modernen pathogenetischen Konzepten des Glaukoms ganz entscheidend für das Absterben der Zellen in Netzhaut und Sehnerv verantwortlich ist.[20]

Die freien Sauerstoffradikale an sich sind nicht die Ursache von Erkrankungen, aber sie spielen eine wichtige Rolle beim Geschehen und bei der Progression, der Verschlechterung, die man gerade beim Glaukom unbedingt vermeiden möchte. Eine Anflutung dieser freien Sauerstoffradikale wird als oxidativer Stress bezeichnet, ein Zustand, den man natürlich tunlichst vermeiden möchte, was aber im täglichen Leben schwer gelingt.

Die Ursachen für bzw. Auslöser von oxidativem Stress sind vielfältig. Einer davon ist die zweite Hälfte des Namens: Stress, also psychische, mentale und soziale Belastungen, die über ein normales, gesundes Maß (ein wenig Stress brauchen die meisten von uns, um zu funktionieren) hinausgehen. Auch mit Sport, ansonsten ja als sehr gesund bewertet, kann man des Guten zu viel tun. Keine Zweifel können bestehen, dass eine der ungesundesten Verhaltensweisen auch in dieser Negativliste vertreten ist: Mit dem Rauchen führt man sich nicht nur krebserregende und andere Giftstoffe, sondern eben auch freie Radikale zu. Im Zusammenhang mit einer unregelmäßigen Durchblutung haben wir den Begriff Reperfusionsschaden kennengelernt. Wenn ein Organ zuerst schlecht durch das Blut mit Sauerstoff und Nährstoffen versorgt wird, z. B. durch einen Blutdruckabfall, und dann wieder normal oder gar überschießend durchblutet (perfundiert) wird, kommt es ebenfalls zu oxidativem Stress.

Und dann gibt es einen Faktor, der für die Augengesundheit ganz entscheidend ist, das Sonnenlicht. Auch hier liegt wieder einmal ein Beispiel dafür vor, wie wichtig es ist, ein gesundes Maß zu finden zwischen zu viel und zu wenig, zwischen Überfluss und Mangel. Unser Körper braucht die Sonne. Eines der bekanntesten Beispiele dafür ist die körpereigene Bildung von Vitamin D. In jüngster Zeit hat man herausgefunden, dass draußen und unter Tageslicht verbrachte Freizeit ein Faktor ist, der Kinder und Jugendliche vor der Kurzsichtigkeit oder zumindest deren allzu schneller Verschlechterung schützen kann. Deswegen hat man in den besonders betroffenen Ländern, vor allem in Südostasien, begonnen, Klassenzimmer mit gläsernen Dächern zu versehen.

Augenärzte raten grundsätzlich zu Lichtschutz, also zum Tragen einer guten Sonnenbrille schon in jungen Jahren.

Zu viel Lichtintensität ausgesetzt zu sein, führt indes zu oxidativem Stress in der Netzhaut und anderen Teilen des Auges. Beim Glaukom spielt exzessives Sonnenlicht eine Rolle, vor allem aber bei der Entstehung des Grauen Stars, der Katarakt, und ganz besonders der altersabhängigen Makuladegeneration (AMD). Die davon Betroffenen tragen oft eine auffallend dunkle Lichtschutzbrille mit Seitenschutz, eine Maßnahme, die typischerweise ergriffen wird, wenn bereits ein Makulaschaden vorliegt. Augenärzte raten grundsätzlich zu Lichtschutz, also zum Tragen einer guten Sonnenbrille schon in jungen Jahren.

### Leckere Lebensmittel mit vielen Radikalfängern

Damit sollte deutlich geworden sein, wie wichtig es ist, mit der Nahrung Radikalfänger zuzuführen, also Stoffe, die die freien

Sauerstoffradikale binden und damit unschädlich machen. Wenig überraschend handelt es sich dabei um Lebensmittel, die seit Langem als besonders gesundheitsfördernd gelten. Ganz wichtig ist auch, solche Waren zu kaufen, die keine oder möglichst wenig Zusatzstoffe enthalten. Konservierungsmittel, Farbstoffe und andere von der Natur nicht vorgesehene Chemikalien brauchen weder der Körper noch die Sinneszellen in der Netzhaut. Biologisch angebaute Gemüsesorten sind ideal, besonders wenn sie aus der eigenen Region stammen und nicht Tage oder Wochen des Transports hinter sich haben.

Besonders radikalfängerreich – worunter vor allem die Vitamine C und E, Betacarotin, aber auch Spurenelemente wie Zink und Selen und ferner die Flavonoide verstanden werden – sind Obst- und Gemüsearten, die eher bunt bzw. dunkel sind: neben den bereits genannten Blau- oder Heidelbeeren die meisten anderen Beerenarten, dann Spinat und vor allem Grünkohl, selbstverständlich auch Karotten. Dem Grünkohl ist, was die Reichhaltigkeit an Vitaminen und anderen Antioxidantien anbelangt, vor allem der Brokkoli an die Seite zu stellen, reich an Folsäure, Eisen, Vitamin C, Kalium, Kalzium sowie Betacarotin. Einige dieser Inhaltsstoffe sind gegen chemische und physikalische Einflüsse recht empfindlich, so dass Sie Brokkoli am besten in rohem Zustand genießen sollten. Auch für Tomaten gilt, dass sie wohl umso gesünder sind, je roter sie sind. Ein wichtiger Inhaltsstoff ist der Radikalfänger Lycopin.

Für die zahlreichen Freunde der Schokolade zunächst die gute Nachricht: Kakao ist außerordentlich gesund und enthält neben Radikalfängern vor allem wichtiges Kalzium und Eisen. Seine Inhaltsstoffe sollen vor allem die Dysfunktion des Endothels, der inneren Schicht der Blutgefäße, aufheben und sind damit sicher höchst nützlich bei Glaukomformen mit einer ausgeprägten vaskulären Komponente wie dem Normaldruckglaukom im Rahmen eines Flammer-Syndroms. Es war übrigens der Sohn dieses uns inzwischen wohlbekannten Schweizer Augenarztes, der Kardiologe Prof. Dr. Andreas Flammer vom Universitätsspital Zürich, der mit seiner Forschungsgruppe diesen positiven Effekt von dunkler Schokolade auf das Gefäßverhalten von Herzpatienten dokumentierte.[21]

Essen Sie nur stark kakaohaltige (70 % und mehr Kakaoanteil) Schokolade ohne oder nur geringem Zuckeranteil.

Damit aber kommen wir nun zur schlechten Nachricht für Genießer von Schokolade: Der gesundheitliche Vorzug der Inhaltsstoffe der Kakaobohne verträgt sich kaum mit den zwei fast unverzichtbaren Bestandteilen herkömmlicher Schokolade, Zucker und Milch. Dass Zucker die Kalorienzahl kräftig in die Höhe treibt, liegt auf der Hand; ferner mindert das tierische Eiweiß der Milch die antioxidative Wirkung. Deswegen sind nur stark kakaohaltige Sorten (mit 70 Prozent und mehr Kakaoanteil) ohne oder nur geringem Zuckeranteil zu empfehlen.

Wenn Sie sich sorgen, nicht genügend Radikalfänger mit der täglichen Ernährung zuzuführen: Es gibt inzwischen ein reiches Angebot von Nahrungsergänzungsmitteln, typischerweise in Tablettenform, in denen in unterschiedlicher Mixtur wichtige Radikalfänger wie Vitamine und ungesättigte Omega-3-Fettsäuren enthalten sind. In Kanada nimmt nach einer Umfrage einer von neun Glaukompatienten solche Supplemente. Meine persönliche Empfehlung wäre, zunächst mit der ganz normalen Ernährung dafür zu sorgen, dass der Körper reichlich Radikalfänger bekommt. Auf Nahrungsergänzungsstoffe sollten Sie gegebenenfalls nach einem Gespräch mit Ihrem Augenarzt oder Ihrer Hausärztin zurückzurückgreifen.[22],[23]

### Ungesättigte Fettsäuren

Es sind nicht nur Obst und Gemüse (wozu ja auch der Kakao gehört), die gesundheitsfördernd sind, sondern auch bestimmte Fischarten. Diese sind ernährungstechnisch vor allem durch die Omega-3-Fettsäuren wertvoll. Bei diesen handelt es sich um eine Gruppe innerhalb der mehrfach ungesättigten Fettsäuren, die vom Körper nicht gebildet werden können. Sie werden deshalb auch als essenzielle Fettsäuren bezeichnet und müssen von außen zugeführt werden. Diese sehr gesunden Substanzen sind vor allem in fettigen Meeresfischen enthalten wie Lachs, Makrele, Sardine.

Es gibt kaum Zweifel, dass ungesättigte Omega-3-Fettsäuren sehr gut für die Augengesundheit sind. Dies gilt ganz besonders mit Blick auf die altersabhängige Makuladegeneration (AMD), sicher aber auch bezüglich des Glaukoms. Im Internet trifft man auf recht reißerische Schlagzeilen, wonach die Fettsäuren Glaukom verhindern. Das dürfte etwas übertrieben sein, aber zweifellos ist ein Lachssteak auch für die Augen gesünder als ein Rindersteak – ebenso ein schöner Salat mit reichlich Grünkohl und Spinat als Beilage statt Pommes mit Mayo.

Ebenfalls nicht vom Körper selbst gebildet werden die Omega-6-Fettsäuren. Sie finden sich vor allem in Pflanzenölen wie Sonnenblumenöl, Distelöl und Borretschöl, aber auch in Mais und Sesam sowie in Walnüssen und Paranüssen. Diese ungesättigten Fettsäuren helfen bei der Regulierung des Blutdrucks und des Cholesterinspiegels. Auch hier muss allerdings vor Exzessen wie dem übermäßigen Konsum z. B. von Leinsamenöl gewarnt werden.

*Studien an Glaukompatienten zeigen, dass Patienten mit primärem Offenwinkelglaukom signifikant niedrige Spiegel an Fettsäuren haben. Dieser Mangel kann Einfluss auf die Schädigungsmechanismen haben. Da viele Glaukompatienten auch Probleme mit trockenen Augen haben, sind in diesem Zusammenhang Studien interessant, die eine Besserung der Sicca-Symptomatik nach Einnahme von Fettsäuren zeigten. Es wird empfohlen, dass Glaukompatienten ein bis maximal vier Gramm Fettsäuren täglich aufnehmen sollten.*[24]
Prof. Dr. Ilse Strempel, Marburg

### Die mediterrane Ernährung

Auch wenn man mit einer gesunden, an Radikalfängern reichen Ernährung kein Glaukom wird heilen können: Die richtige Ernährung dürfte eine sinnvolle ergänzende Maßnahme sein, um unsere Körperzellen gegen die unerwünschten freien Radikale zu stärken. Die sogenannte mediterrane Ernährung ist reich an Radikalfängern und kann guten Gewissens gerade bei Glaukom empfohlen werden.

Dabei handelt es sich um einen Ernährungsstil, der, wie der Name schon verrät, vielerorts in den Ländern Südeuropas praktiziert wird: Olivenöl, Nüsse, viel Gemüse, Kräuter, Hülsenfrüchte, Getreideprodukte, Obst und Fisch. Gemäßigt werden mageres Fleisch und Milchprodukte verzehrt.

> Die kretische Bevölkerung hatte eine überdurchschnittlich hohe Lebenserwartung, sogar die höchste in Europa.

Ende der 1940er Jahre wurde im Auftrag der griechischen Regierung eine Studie durchgeführt, um Entwicklungshilfemaßnahmen auf der Insel Kreta zu prüfen. Die Ergebnisse waren überraschend: Die kretische Bevölkerung hatte eine überdurchschnittlich hohe Lebenserwartung (sogar die höchste in Europa) und litt nur äußerst selten unter Erkrankungen der Herzkranzgefäße. Der positive Effekt wird dem höheren Anteil an ungesättigten Fettsäuren, wie sie in Olivenöl und Nüssen vorkommen, zugeschrieben.

Die Kreter ernährten sich zum Untersuchungszeitpunkt vor allem von Getreide, meist in Form von Brot, außerdem von Gemüse, Obst, Kartoffeln und Nüssen. Das Fleisch stammte zum Zeitpunkt der Untersuchung von Schafen, Ziegen und Hühnern, wurde jedoch nicht täglich gegessen. Dagegen aß man fast jeden Tag Fisch, wie bei Küstenbewohnern üblich. Als Fett kam hauptsächlich Olivenöl zum Einsatz, das nahezu 40 Prozent ihres Kalorienbedarfs deckte. Nur 12 Prozent der Energie stammte aus Eiweißprodukten, der Rest der Kohlenhydrate aus Getreide, Gemüse und Früchten.

Die mediterrane Ernährung besteht in erster Linie aus:

- frischem Obst und Gemüse (roh oder nur kurz in wenig Öl gedünstet – kocht man es in viel Wasser, gehen viele wichtige Inhaltsstoffe verloren)
- viel frischen Salaten
- einem hohen Anteil an komplexen Kohlenhydraten in Form von Brot, Pasta, Reis, Kartoffeln und Hülsenfrüchten
- Olivenöl
- Seefisch
- Knoblauch
- frischen Kräutern, z. B. Basilikum, Oregano, Salbei, Thymian
- Nüssen und Hülsenfrüchten

Der Clou: Sehr viele sekundäre Pflanzenstoffe und andere bioaktive Wirkstoffe findet man genau in diesen Lebensmitteln. Nicht nur wegen des Reichtums an löslichen und unlöslichen Ballaststoffen und dem hohen Anteil an gesunden Fettsäuren im Olivenöl gilt die Mittelmeerkost heute als ernährungsphysiologisches Idealmodell. Es wird deutlich, dass diese Ernährung ein gesünderes, längeres Leben zur Folge hat als Fertiggerichte, Tütensuppen und Dosengemüse.

### Gingko biloba, Cucurmin und Cannabis

In Gingko biloba hat man bis zu 70 Radikalfänger nachgewiesen.

Wenn man über gesunde Lebensmittel und Nahrungsergänzungsstoffe spricht, muss man auch die Blätter des seit vielen Jahrhunderten in der asiatischen Medizin genutzten Gingko-biloba-Baumes erwähnen. Den Extrakt gibt es in unterschiedlichen Darreichungsformen, meist als Tabletten, Kapseln und Saft. In diesem Produkt hat man bis zu 70 Radikalfänger nachgewiesen, die ein breites Spektrum von freien Radikalen bekämpfen können.

Wie bei so vielen anderen Nahrungssupplementen sind die vorliegenden wissenschaftlichen Daten nicht restlos befriedigend und auch nicht eindeutig. So gibt es mehrere Arbeiten, in denen durch Einnahme von Gingko biloba die Progression des glaukombedingten Gesichtsfeldschadens verlangsamt wurde – und andere Untersuchungen, in denen das nicht der Fall war. Dem Gingko wird eine neuroprotektive, also die Nervenzellen schützende Wirkung zugesprochen. Ein deutlicher Effekt dürfte Gingko auf die Durchblutung ausüben, was vor allem bei Normaldruckglaukom erwünscht ist. Bei diesen Betroffenen ist in der Tat eine Erhöhung des Blutflusses in den Gefäßen der Netzhaut nachgewiesen worden.

Vorsicht ist bei einem die Durchblutung fördernden Nahrungsergänzungsstoff wie Gingko biloba geboten, wenn Sie noch andere Substanzen zu sich nehmen, die den Blutfluss verbessern sollen. Das gilt vor allem natürlich für Marcumar und vergleichbare Medikamente, aber auch, wenn Sie grundsätzlich und zur Vorbeugung von Herz-Kreislauf-Ereignissen Aspirin einnehmen.

Curcumin ist ein Inhaltsstoff von Gelbwurz, auch Kurkuma genannt. Es wird sowohl als Gewürz als auch aufgrund seiner intensiven Farbe zur Anfärbung von Lebensmitteln, vor allem von Currypulver, benutzt. Auch Curcumin hat eine Reihe von Eigenschaften, die bei manchen Betroffenen eine ergänzende Wirkung zu einer medizinischen Therapie haben können. So verbessert es die Fließeigenschaften des Blutes und wirkt antientzündlich. Auch dieser Effekt ist in unserem Körper stets willkommen, denn Entzündungen sind keineswegs nur etwas Akutes, wenige Tage Bestehendes wie eine Blasenentzündung oder eine Bindehautentzündung. Vielmehr sind Entzündungsvorgänge, die über lange Zeit meist unbemerkt im Körper ablaufen, auch eine Grundlage von chronischen Veränderungen, allen voran der Arteriosklerose, die schließlich zur Todesursache Nummer eins in den Industrienationen führt, den Herz-Kreislauf-Ereignissen.

Aufgrund seiner ausgeprägten antioxidativen Eigenschaften setzt man in Curcumin Hoffnungen in der Behandlung von

Krankheiten wie Morbus Alzheimer und Krebs. Mit Blick auf Glaukom gibt es experimentelle Studien, in denen die Substanz den oxidativen Stress im Trabekelmaschenwerk vermindert und auf Zellebene den Prozess der Apoptose, des Zelluntergangs, gestoppt oder zumindest verlangsamt hat. Ob dies langfristig Konsequenzen für Glaukombetroffene haben wird, ist zurzeit noch nicht absehbar.[25]

Cannabis kann den Augeninnendruck senken, allerdings warnen Augenärzte vor der Suchtgefahr. Ob es in Form von Augentropfen für Glaukom oder zur Schmerzlinderung bei Problemen der Augenoberfläche wie z. B. schwerem Trockenen Auge eine Option ist, wird zurzeit erforscht.

**Alkohol**

Für die meisten Menschen gehört ein alkoholisches Getränk, ein Glas Wein zum Essen oder ein abendliches Bier, zum Leben und zur Lebensqualität. Ganz dick unterstrichen werden muss im Zusammenhang mit geisthaltigen Getränken die Formulierung „in Maßen". Jeder weiß – oder sollte wissen –, dass Alkohol in größeren Mengen gesundheitsschädlich ist und zu einer Reihe von Krankheiten, von Leberschäden bis zu Krebsleiden, beitragen kann. Für einen ansonsten gesunden Menschen halten sich die Gefahren eines gelegentlichen Glases Wein in Grenzen, und verschiedentlich haben epidemiologische Daten Personen, die wenig Alkohol trinken, eine höhere Lebenserwartung zugesprochen als rigorosen Abstinenzlern.

Die Bundeszentrale für gesundheitliche Aufklärung empfiehlt konkret als täglichen, sogenannten risikoarmen Konsum für Frauen ein kleines Bier (0,3 l) oder 0,125 l Rotwein, für Männer das Doppelte. Der Grund für die unterschiedlichen Werte ist der höhere Flüssigkeitsgehalt des Körpers bei Männern, die gleiche Menge Alkohol führt deshalb bei Frauen zu einem höheren Alkoholgehalt im Blut.[26]

> Die Bundeszentrale für gesundheitliche Aufklärung rät zum maßvollen, „risikoarmen" Alkoholkonsum.

Mit Blick auf die Funktion des Auges und die Veränderungen, die bei der Glaukomkrankheit auftreten, ist eine Eigenschaft des Alkohols zu nennen. Er kann vasoprotektiv, die Gefäße schützend, wirken. Dies bedeutet konkret, dass mäßiger Alkoholkonsum dazu beitragen kann, einer Arteriosklerose – die „Gefäßverkalkung" durch Ablagerung von Plaques an den Innenwänden von Venen und Arterien – vorzubeugen oder deren Auftreten zu verzögern. Dass gerade Menschen mit Glaukom auf eine funktionierende Blutversorgung angewiesen sind, ist Ihnen im Verlauf des Buches sicher deutlich geworden.

Dem Rotwein kommt eine Besonderheit unter alkoholischen Getränken zu. Er enthält mit dem Resveratrol einen potenten Radikalfänger, also einen Inhaltsstoff, der den schädlichen freien Sauerstoffradikalen entgegenwirkt und das Gewebe – in den Augen also die Nervenzellen in Netzhaut und Sehnerv – vor diesen möglicherweise schützen kann.

Das zur chemischen Gruppe der Polyphenole gehörende Resveratrol kommt in einer Reihe von Pflanzen vor und übernimmt in ihnen die Rolle, die das Immunsystem beim Menschen spielt: Es schützt vor Infektionen, z. B. vor Pilzbefall. Resveratrol findet sich in Weintrauben, aber auch in Erdnüssen und Maulbeeren. Besonders viel Resveratrol enthält der japanische Knöterich Polygonum cuspidatum, der in der traditionellen japanischen Medizin und auch in der indischen Ayurveda-Medizin als Heilmittel angewandt wird.

Wie viele Polyphenole hat Resveratrol antioxidative und antientzündliche Eigenschaften. Wie andere Radikalfänger kann es sicher zum Schutz von Zellen und damit auch von Sinneszellen vor freien Radikalen beitragen und ist wahrscheinlich auch bei Glaukom nützlich. Indes ist es kein Wundermittel, und viele ihm zugesprochene Wirkungen – darunter als Lebensverlängerer, als Anti-Aging-Substanz und als Prävention gegen Krebs – sind in systematischen klinischen Studien nicht bestätigt worden.[27]

*Das primär chronische Offenwinkelglaukom ist eine systemische Neurodegeneration mit Sehnervenbeteiligung, die auch durch die Zusammensetzung der Mikroorganismen im Darm reguliert wird. Eine ausgewogene Ernährung in Verbindung mit Nahrungsergänzungsmittel, und einem Rauchverzicht und einer Alkoholeinschränkung sorgt für eine Stabilisierung des Vitamin- und Mineralstoffwechsels und sichert eine ausgeglichene Darmflora.*
Prof. Dr. Carl Erb, Augenklinik am Wittenbergplatz, Berlin

**Kaffee und Tee**

In den knapp 400 Jahren, seit wir in Mitteleuropa Kaffee trinken, hat das Brühgetränk in der Einschätzung durch die Heilkundigen eine wahre Achterbahnfahrt erlebt. Mal wurde es als Teufelszeug für Leib und Seele verdammt, dann hat man ihm wiederum alle möglichen gesundheitlichen Benefits zugesprochen. In jüngerer Zeit erfreut er sich eher des Wohlwollens der Medizin, so ist ihm unter anderem ein protektiver Effekt gegen Demenz und Schlaganfall zugesprochen worden.[28]

Kaffee kann offenbar, das hat eine große Studie aus Australien angedeutet, bei regelmäßigem Konsum den Augeninnendruck leicht erhöhen. Andere Studien haben dies nicht bestätigt. Kaffee enthält indes auch eine ganze Reihe von Radikalfängern. Dies sind vor allem die Polyphenole, die auch entzündungshemmend und potenziell krebsvorbeugend wirken können. Somit gilt auch hier: Eine oder zwei oder drei über den Tag verteilte Tassen dürften bei keinem Menschen mit Glaukom den Befund von Sehnerv und Gesichtsfeld entscheidend verschlechtern.

Auch Kaffee enthält auch eine ganze Reihe von Radikalfängern.

Tee enthält mit den Flavonoiden wertvolle Radikalfänger. Eine große Untersuchung in den USA über einen möglichen Zusammenhang zwischen dem Konsum verschiedener Getränke und dem Auftreten des Glaukoms ergab, dass Menschen, die mindestens eine Tasse Tee pro Tag trinken, seltener Glaukom haben als jene, die nie Tee trinken. Diese Erkenntnis hilft wahrscheinlich wenig, wenn man ein manifestes Glaukom hat. Jedoch gibt es wenig Zweifel, dass Tee ein recht gesundes Getränk ist, was vor allem für grünen Tee gilt. Allerdings muss man offenbar, um einen wirklichen gesundheitlichen Effekt zu haben, wohl einen bis zwei Liter pro Tag trinken. Das wird wahrscheinlich nicht jedem gelingen.[29]

*Auf Kaffee und Tee muss kein Glaukompatient verzichten. Grundsätzlich ist zu sagen, dass er sich mit seiner Flüssigkeitszufuhr nicht zurückhalten, sie aber sinnvoll über den Tag verteilen sollte. Nimmt nämlich ein Glaukompatient im Laufe weniger Minuten eine große Flüssigkeitsmenge (ein Liter oder mehr) zu sich, steigt der Augendruck kurzfristig an. Daher lautet die Devise: Viel trinken, aber über den Tag verteilt!*
Prof. Dr. Josef Flammer, Direktor des Universitätsspitals Basel

**Rauchen**
Und zuletzt müssen wir noch ein Genussmittel ansprechen – falls dies überhaupt der richtige Ausdruck ist –, das Sie auf jeden Fall meiden sollten. Das Rauchen ist nicht nur für die Lunge und andere Teile des Atmungsapparats höchst schädlich, sondern auch für das Auge. Die Zahl der Giftstoffe im Zigarettenrauch ist unüberschaubar. Sie dürften auf der Ebene der Zellen dazu beitragen, die Konzentration der schädlichen freien Sauerstoffradikale zu erhöhen.

Rauchen trägt zu Arteriosklerose (Verkalkung der Gefäße) bei, auch der Durchblutung des Auges.

Darüber hinaus trägt das Rauchen zu Arteriosklerose, der Verkalkung der Gefäße bei – und alles, was für die Durchblutung des Auges nachteilig ist, sollte gemieden werden. Zahlreiche Augenerkrankungen treten bei Rauchern häufiger und früher auf als bei Nichtrauchern. Vor allem für die altersabhängige Makuladegeneration (AMD) und Gefäßverschlüsse der Netzhaut gilt das Rauchen als Risikofaktor.

## Sport und Freizeit

### Fit bleiben

Sport zu treiben, körperlich aktiv zu sein ist ein wichtiger Schritt, um einen stabilen Kreislauf zu haben. Es ist verschiedentlich darauf hingewiesen worden, wie gut und oft geradezu notwendig es gerade für Menschen mit Glaukom ist, einen stabilen und von größeren Schwankungen freien Blutdruck zu haben. Nicht wenige Betroffene haben eine verminderte Durchblutung des Auges. Häufig haben diese Personen einen zu niedrigen oder einen schwankenden Blutdruck – die gilt ganz besonders bei Normaldruckglaukom. Ganz typisch für die Versorgung der sensiblen Sinneszellen in der Netzhaut sind nächtliche „Dips“, Blutdruckabfälle im Schlaf.

Der Blutdruck sollte nicht zu hoch und nicht zu tief sein und vor allem keine drastischen Ausreißer nach oben oder unten aufweisen. Gerade Menschen mit Normaldruckglaukom würden sich oft einen höheren Blutdruck wünschen. Dies ist ein für viele Ärzte anderer Fachrichtungen – Praktische Ärztinnen, Allgemeinmediziner, Internisten – höchst ungewohnter Gedanke, da diese meist mit dem Gegenteil beschäftigt sind, nämlich bei Hypertonikern den Blutdruck zu senken.

Wenn Sie einen niedrigen Blutdruck haben, bedarf es oft einer engen Abstimmung von Augen- und Hausarzt, um einen stabilen Blutdruck zu erreichen. Einen zu niedrigen Blutdruck auf eine normale Höhe zu bringen, ist ganz offenbar schwieriger, als den Augendruck zu senken. Kleine Tricks zu einer mäßigen Blutdrucksteigerung sind salzhaltige Nahrung (in der Medizin sonst oft ein absolutes No-go!), der Besuch der Sauna (solange keine medizinischen Gründe dagegensprechen) und Sport in normalem Maß.

> Kleine Tricks zu einer mäßigen Blutdrucksteigerung: salzhaltige Nahrung, Saunieren und Sport in normalem Maß.

Das Letztere muss betont werden, denn Extreme sind auch bei ansonsten lobenswerter körperlicher Aktivität selten gut. Zurückhaltend sollten Sie allerdings bei Betätigungen sein, die bestimmte Positionswechsel erfordern. Der Übergang von einer sitzenden zu einer liegenden Position kann kurzfristig zu IOD-Anstiegen um 3 bis 5 mmHg führen, ein Kopfstand gar zu einer Erhöhung um 16 bis 18 mmHg.

Damit wird deutlich, welche Freizeitbeschäftigung neben bestimmten Turndisziplinen nicht so gut ist: Yoga, und zwar jene Übungen, bei denen der Kopf nach unten weist wie der nach unten schauende Hund (Adho Mukha Svanasana) oder gar der Handstand (Sirsasana). Bei diesen Übungen hat sich in einer (passenderweise aus Indien stammenden) Studie der IOD bei Teilnehmern gegenüber dem Ausgangswert verdoppelt. Wenn Sie mit Glaukom Yoga betreiben, sollten Sie sicherheitshalber auf diese Positionen verzichten.

### Im Alltag

Mit den genannten und überschaubaren Ausnahmen wie z. B. exzessivem Sporttreiben kann man sich auch bei Glaukom (fast) allen Hobbys widmen. Was für das Autofahren gesagt wurde, gilt natürlich auch für Freizeitbeschäftigungen, an die per Gesetz eine Mindestanforderung an das Sehvermögen gestellt wird.

So werden Sie bei größeren Gesichtsfeldausfällen eher nicht den Bootsführerschein machen können oder sich dem Segel- oder Motorflug widmen. Zurückhaltend sollte man in solchen Fällen auch mit dem Tauchen sein, wie Prof. Dr. Josef Flammer sagt: „Bei einem deutlichen Glaukomschaden sollte man im Zweifelsfall lieber auf das Tauchen verzichten. Beim Schnorcheln und beim Freitauchen mit einem Gerät treten zwar nur geringe Schwankungen des Augeninnendrucks auf, aber wenn Sie richtig tauchen wollen, sollten Sie dies unbedingt vorher mit Ihrem Arzt besprechen.“

Musik ist schön für Aktive wie für Zuhörer. Blasinstrumente, bei denen ein großer Druck seitens des Bläsers ausgeübt wird wie beispielsweise bei der Tuba, können den Augeninnendruck kurzzeitig erhöhen – davon sollten Sie eher Abstand nehmen.

Für viele Menschen mit Glaukom unterscheidet sich das tägliche Leben von dem ihrer Familienangehörigen, Freunde und Kollegen in einem Detail: der Notwendigkeit, mehr oder weniger pünktlich die Augentropfen einzuträufeln, mit denen der Intraokulardruck in einen sicheren Bereich gesenkt wird. Nach wie vor dürften die meisten Glaukombetroffenen eine medikamentöse Therapie erhalten.

Es ist wichtig, dass diese stets zur gleichen Tageszeit eingenommen werden – auch weil eine solch feste Gewohnheit dazu beitragen kann, die Anwendung nicht zu vergessen. Und Vergesslichkeit ist, wie wir gesehen haben, eines der größten Probleme bei der medikamentösen Glaukombehandlung. So sollte es selbstverständlich für Sie sein, bei Reisen stets genügend Augentropfen mitzuführen, damit Ihnen die Medikamente nicht bei einem längeren Urlaub oder an Bord eines Kreuzfahrtschiffes in der Wunderwelt der Antarktis ausgehen.

Es ist wichtig, dass Augentropfen stets zur gleichen Tageszeit eingenommen werden.

Mit Glaukom können Sie genauso mobil sein wie gesunde Mitmenschen. Eine Einschränkung besteht jedoch, wenn bei einem fortgeschrittenen Glaukom größere Gesichtsfeldausfälle vorliegen, sodass die Grundanforderungen an das Sehvermögen für eine Fahrerlaubnis nicht mehr gegeben sind. In diesen Fällen, die Sie aber durch ein rechtzeitiges Erkennen und Behandlung der Krankheit vermeiden können, muss auf das aktive Autofahren verzichtet werden.

Zu einem guten Lebensgefühl gehört auch komfortable Kleidung. Der Tipp dabei dürfte eher für männliche Glaukombetroffene gelten: Binden Sie sich, wenn Sie auf dieses im Prinzip funktionslose Kleidungsstück Wert legen – keinen zu engen Krawattenknoten: Er kann offenbar zumindest bei manchen Schlipsträgern den Augeninnendruck erhöhen.

**Flugreisen**

Zur Lebensqualität gehört für viele Menschen das Reisen und damit die Begegnung mit anderen Menschen und anderen Kulturen. Jene, die etwas weiter entfernt vom eigenen Wohnort leben, erreicht man am besten und sehr oft ausschließlich mit dem Flugzeug. Wenn Ihnen der Klimawandel noch nicht die Freude am Fliegen verdorben hat – das Glaukom tut dies nicht. Es gibt keine wirklich haltbaren Belege dafür, dass der Aufenthalt in der Flugzeugkabine den Augendruck ungebührlich beeinflusst oder in sonstiger Weise dem Auge schadet.

Wer unter Trockenen Augen leidet, sollte die dafür notwendigen Tränenersatzmittel im Handgepäck mitführen und bei einem wirklich langen Flug wie von Frankfurt nach Sydney oder von Zürich nach Singapur selbstverständlich auch die drucksenkenden Tropfen, wenn man eine medikamentöse Glaukomtherapie macht (die Fläschchen sind so klein, dass sie bei den Sicherheitskontrollen auf dem Flughafen keinen Ärger machen sollten). Und wie bei jeder größeren Reise sollte man sich zuvor ärztlich untersuchen lassen, um das Erlebnis unbeschwert genießen zu können.

## Nach einer Glaukom-OP

Die heutige Glaukomchirurgie, sowohl die klassischen Methoden wie die Trabekulektomie als auch die MIGS, kann bei vielen, wenn auch nicht bei allen Betroffenen dazu führen, dass auf drucksenkende Augentropfen verzichtet werden kann oder dass die Anzahl der Tropfen reduziert wird, was viele im täglichen Leben sehr zu schätzen wissen. Ist der Heilungsprozess nach einem Eingriff abgeschlossen, gibt es wenig Einschränkungen. Was Sie grundsätzlich meiden sollten: starkes Reiben an den Augen.

In der ersten Zeit nach der Operation sollten Sie aufmerksam registrieren, ob etwas Ungewöhnliches wahrgenommen wird:

verschwommenes Sehen, Schmerzen, Brennen und ähnliche Symptome. Regelmäßige Kontrolltermine, typischerweise bei Ihrer Augenärztin oder Ihrem Augenarzt, müssen unbedingt eingehalten werden. Bei diesen geht es darum, eventuelle Komplikationen wie Entzündungen und Blutungen auszuschließen und natürlich den Augendruck zu messen. Dieser sollte sich recht schnell auf einem niedrigeren Niveau als vor der Operation einpendeln. Gerade bei den invasiveren Methoden wie der Trabekulektomie und den Ventil- und Drainageimplantaten kann es zu einem zu niedrigen Druck, einer Hypotonie kommen.

Nach einer Trabekulektomie kann auch das Gegenteil eines zu großen Abflusses eintreten und das Sickerkissen, die Fistel unter die Bindehaut, vernarben, wodurch der Druck wieder ansteigt. In diesem Fall wird man mit einer kleinen ambulanten Maßnahme, einem sogenannten Needling, versuchen das erwünschte Gleichgewicht wiederherzustellen. Dabei wird mit einer feinen Kanüle das vernarbte Gewebe (natürlich nach Verabreichung von lokalanästhetischen Augentropfen) gelockert und ein Medikament wie 5-Fluorouracil injiziert, um eine neuerliche Vernarbung zu verhindern.

Regelmäßige Kontrollen sind wie bei jeder Art der Glaukombehandlung nach einer Operation notwendig. Ist alles abgeheilt, unterscheidet sich der Alltag nach einer Glaukomoperation erfreulicherweise nicht wirklich von dem von gesunden Gleichaltrigen. Im Idealfall ist gar das Glaukom durch die Operation unter Kontrolle – ein Grund, mit weniger Sorge, wenn auch in aller Vorsicht, in die Zukunft zu blicken.

> Regelmäßige Kontrollen sind wie bei jeder Art der Glaukombehandlung nach einer Operation notwendig.

## Zehn „Healthy Habits“

Im Jahr 2022 veröffentlichte eine spanische Autorengruppe eine Publikation, in der ein möglicher Zusammenhang von zehn als gesundheitsfördernd angesehenen Lebensgewohnheiten, healthy habits, mit der Wahrscheinlichkeit, an Glaukom zu erkranken, evaluiert wurde.[30] Diese zehn Faktoren sind:

1. nie geraucht haben
2. moderate bis ausgeprägte körperliche Aktivität
3. mediterrane Ernährung
4. ein Body Mass Index (BMI), der nicht über 22 liegt
5. mäßiger Alkoholgenuss
6. wenig Zeit (unter zwei Stunden täglich) vor dem Fernseher
7. kein binge drinking (sich in den Rausch trinken, sinnlos besaufen)
8. ein kurzer Nachmittagsschlaf (maximal 30 Minuten)
9. sich regelmäßig mit Freunden treffen und austauschen
10. mindestens 40 Stunden die Woche arbeiten

Einiges mag überraschen, wie die Einschätzung einer für deutsche Verhältnisse doch recht üppigen Wochenarbeitszeit. Aber wie auch immer: Das Ergebnis der Studie, die auf den Daten von mehr als 18.000 Menschen basiert, zeigt eine deutliche Tendenz. Diejenigen, auf die gar keine bis maximal zwei dieser Lifestyle-Gewohnheiten zutrafen, waren die Referenzgruppe, das heißt, die Glaukomwahrscheinlichkeit wurde mit 1 gleichgesetzt. Im Vergleich dazu war das Glaukomrisiko bei drei oder vier dieser healthy habits mit einem Faktor von 0,65 schon deutlich geringer, und mit sieben bis zehn dieser Gewohnheiten lag der Risikofaktor sogar nur bei 0,52.

Das mag für Sie, wenn Sie bereits ein Glaukom haben, nur auf den ersten Blick nicht relevant sein. Doch diese Gewohnheiten drücken einen gesunden Lebensstil aus, den Sie sich auch mit dieser Diagnose zu eigen machen sollten. Das gilt für Glaukom und für viele andere Krankheiten, die man mit einem gesunden Leben – sei es so definiert wie in den zehn healthy habits oder etwas anders – mit guten Erfolgsaussichten zu verhindern suchen kann.

**Autogenes Training**

In vielen Stresssituationen hilft autogenes Training. Und wer wollte bestreiten, dass eine chronische Krankheit wie das Glaukom für Betroffene nicht einen Stressfaktor darstellt. Wohl niemand versteht so viel von den Möglichkeiten des autogenen Trainings beim Grünen Star wie die Marburger Augenärztin Prof. Dr. Ilse Strempel. Deswegen sei Ihnen, wenn Sie sich eingehender mit der Materie befassen möchten, das Buch der Expertin ans Herz gelegt: Ilse Strempel, „Autogenes Training und andere Entspannungsmethoden in der Augenheilkunde dargestellt am Beispiel des Glaukoms", erschienen in Mannheim beim Kaden Verlag und ist dort (www.kaden-verlag.de) oder über den Buchhandel bestellbar.

## Ein Blick in die Zukunft

„Was heute noch wie ein Märchen klingt, kann morgen schon Wirklichkeit sein ..." Freunde klassischer Fernsehunterhaltung, inzwischen längst jederzeit auf Youtube abrufbar, kennen diese verheißungsvolle Prognose: Es ist die Intro des unvergessenen Science-Fiction-Abenteuers deutscher Bauart aus dem Jahr 1966: „Raumpatrouille – Die phantastischen Abenteuer des Raumschiffes Orion".

Zwar haben wir noch keine lichtgeschwindigkeitsschnellen Raumschiffe gebaut, aber der medizinische Fortschritt in den letzten Jahrzehnten war atemberaubend und das auf kaum einem Gebiet so sehr wie in der Augenheilkunde. Unvorstellbar war es noch vor wenigen Jahrzehnten, dass man z. B. binnen weniger Sekunden mit einem Laser das Tragen einer Brille überflüssig machen kann, indem die Kurz- oder Weitsichtigkeit durch eine Modulation der Hornhaut eliminiert wird.

Auch für das Leben mit Glaukom hat sich viel zum Besseren geändert, wenn auch vielleicht weniger schlagzeilenträchtig. Wir verstehen die Krankheit zunehmend besser, wenn auch noch nicht vollständig, wir haben zuverlässige Methoden zur Früherkennung und Verlaufskontrolle. Und wir haben eine Vielzahl von Behandlungsoptionen; die wichtigsten haben Sie in diesem Buch kennengelernt.

Und es wird weitergehen. Schon heute sind neue Technologien und Therapien in der Pipeline, wie man so schön sagt. Diese werden nach sorgfältigen Prüfungen den Betroffenen noch in diesem Jahrzehnt zugutekommen. Anderes, was heute noch unvorstellbar erscheint, wird ebenfalls kommen: der gezielte Schutz der beim Glaukom untergehenden Nervenfasern, die sogenannte Neuroprotektion, die immer wieder beschworen wird (typischerweise in Zusammenhang mit Medikamenten, die diese Hoffnung bisher doch leider nicht erfüllen), aber noch keine Realität ist.

> Auf die heute zur Verfügung stehenden OP-Techniken, Stents und Implantate werden Weiter- und Neuentwicklungen folgen.

Wir können heute sicher sein, dass die Miniaturisierung, die uns mit der MIGS eine ganz neue Therapie des Glaukoms gegeben hat, fortschreiten wird. Dies gilt zum einen für diese Art der sanften Chirurgie. Die heute zur Verfügung stehenden OP-Techniken, Stents und Implantate sind noch nicht das letzte Wort; es werden Weiter- und Neuentwicklungen folgen.

Aber auch die konservative Therapie wird miniaturisiert und in ihrem kritischen Punkt verbessert werden, nämlich der nicht zuverlässigen Anwendung der drucksenkenden Augentropfen, sei es aus Vergesslichkeit, aus Problemen der Handhabung oder aus anderen Gründen. Ein Ausweg aus diesem Dilemma bieten Wirkstoffe, an die die Betroffenen nicht denken müssen, weil sie sie auch nicht mehr handhaben müssen. Der Begriff dafür ist slow-release systems – Medikamententräger zur langsamen Freisetzung, die also das jeweilige Präparat in der erforderlichen Dosis kontinuierlich und zuverlässig Tag für Tag abgeben.

Es gibt verschiedene Ansätze. Der wohl erfolgversprechendste dürfte iDose sein. Dabei handelt es sich um ein Titanimplantat der Größe 1,8 x 0,5 mm, das über eine kleine Inzision (kaum mehr als 2 mm) ins Augeninnere eingebracht und in der Lederhaut, hinter dem Trabekelmaschenwerk befestigt wird. Hier gibt es stetig den Wirkstoff, mit dem das System gefüllt ist (in aktuellen Studien mit iDose ist es das Prostaglandinderivat Travoprost) ab und sorgt somit über Monate für eine zuverlässige Applikation des Medikaments – ohne die Nebenwirkungen, die Augentropfen auf der Augenoberfläche verursachen können, ohne die Druckschwankungen, die bei Vergessen der Tropfeneinnahme drohen.

In einer Studie mit mehr als 150 Teilnehmern hat sich diese Art der Medikamentenzufuhr über zwei Jahre mit deutlichen Drucksenkungen gegenüber klassischer Tropfenanwendung behauptet – mit einer kurzen Implantation des iDose gegenüber durchschnittlich 1460 Einträufelungen pro Auge in diesem Zeitraum in der Kontrollgruppe.

Dies ist nur eine der bald zur Verfügung stehenden neuen Techniken im Umgang mit dem Glaukom. Werden wir diese Krankheit „besiegen“? Das ist vielleicht wirklich noch Science-Fiction. Doch mit Glaukom ein normales und erfülltes Leben führen – diese Zukunft hat glücklicherweise bereits begonnen.

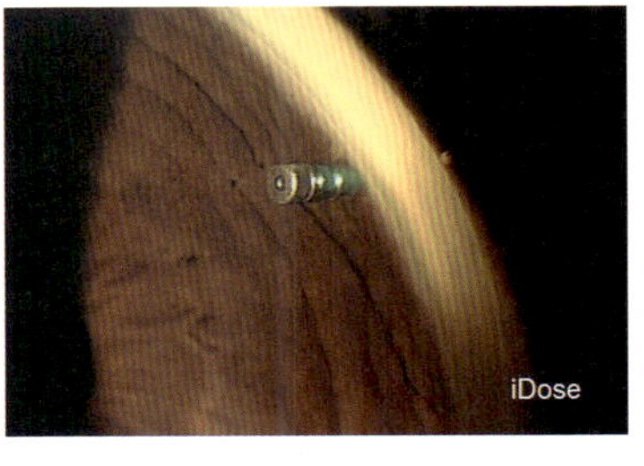


Im Kammerwinkel implantierter iDose

## Sie sind nicht allein

Jede Krankheit macht Angst. Gut, fast jede – Fußpilz und vergleichbare Leiden, die ein Ärgernis, aber keine Gefahr sind, will ich ausnehmen. Ganz zweifellos ist es berechtigt, sich wegen Glaukom Sorgen zu machen. Es ist heimtückisch, schleichend verlaufend und gefährlich, obwohl auf den vorangegangenen Seiten hoffentlich deutlich geworden ist, dass der Grüne Star kein Grund zur Resignation ist.

Mit dem notwendigen Wissen ausgestattet werden Sie oder Ihre Lieben, bei denen ein Grüner Star diagnostiziert wurde, in Zusammenarbeit mit Ihrem Augenarzt oder Ihrer Augenärztin die Krankheit in den Griff bekommen und sich die Freude am Leben davon nicht nehmen lassen.

Kaum etwas ist so hilfreich wie die Erkenntnis, dass auch andere vor einer Herausforderung stehen und dass auch diese Menschen sie meistern können. Der Austausch mit anderen Betroffenen hilft, macht Mut, erweitert den Horizont. Im Falle des Glaukoms gibt es erfreulicherweise eine Organisation, in der sich Patienten treffen, Erfahrungen sammeln und lernen können.

Zahlreiche sehr aktive Betroffene sind im Bundesverband Glaukom-Selbsthilfe e.V. zusammengeschlossen, der mehrere regionale Gruppen unterhält. Der Bundesverband bietet ein reiches Programm von Glaukom-Tagen mit Experten bis hin zu Tropfschulungen; er bietet zahlreiche Informationsschriften an und dies nicht nur auf Deutsch, sondern auch in anderen hierzulande relevanten Sprachen wie Türkisch, oder Arabisch.

Ich rate allen an der Krankheit und am Umgang damit Interessierten zur Kontaktaufnahme mit dem Bundesverband und seinen ehrenamtlich tätigen Mitgliedern. Näheres können Sie auf der im Anhang gelisteten Website sehen; selbstverständlich können Sie dieser Patientenorganisation auch auf Facebook folgen und seine Beiträge auf Youtube sehen.

> Der Bundesverband Glaukom-Selbsthilfe unterhält zahlreiche Regionalgruppen.

Auf diesen Social-Media-Kanälen und natürlich über die Website mit der unverwechselbaren Adresse www.glaukom.de können Sie sich mit der Arbeit des Initiativkreises Glaukomfrüherkennung e.V., oft auch Initiativkreis Glaukom genannt, vertraut machen. Er ist eine Organisation von Augenärzten, die auf Glaukom spezialisiert sind und es sich seit den frühen 1990er Jahren zur Aufgabe gemacht haben, die Öffentlichkeit über die Krankheit zu informieren.

Der Initiativkreis bietet anlässlich größerer Kongresse Patientenveranstaltungen an. Daneben gibt es seit einigen Jahren virtuelle Informationsveranstaltungen, an denen man somit auch ohne eine Fahrt an einen Tagungsort teilnehmen kann, was von vielen Betroffenen und an der Thematik Interessierten gern in Anspruch genommen wird. Diese Online-Veranstaltungen, die in Kooperation mit dem Bundesverband Glaukom-Selbsthilfe stattfinden und bei denen renommierte Experten sprechen, sind die allererste Informationsquelle für Betroffene, Angehörige und alle, die sich für Glaukom und ein gesundes, erfülltes Leben mit dem Grünen Star interessieren.

# ANHANG

## Glossar

**Adhärenz** die Befolgung (Nicht-Befolgung: Non-Compliance) der ärztlichen Therapieanweisungen durch den Patienten

**AMD** altersabhängige Makuladegeneration

**Amblyopie** Schwachsichtigkeit

**Amotio retinae** Netzhautablösung

**Apoptose** Untergang von Zellen, Zelltod

**Astigmatismus** Hornhautverkrümmung

**Bulbus** Augapfel

**Chiasma opticum** Sehnervenkreuzung

**Compliance** die Befolgung (Nicht-Befolgung: Non-Compliance) der ärztlichen Therapieanweisungen durch den Patienten

**Dioptrie** Einheit der Brechkraft. Wer eine Dioptrie kurzsichtig ist, sieht Objekte in mehr als einem Meter Entfernung verschwommen; bei zwei Dioptrien Kurzsichtigkeit beginnt die Unschärfe bereits ab 50 Zentimetern.

**Excavation** Eindellung, Aushöhlung

**Ganglienzelle** Nervenzelle

**Hemianopsie** (häufig durch die senkrechte Mittellinie) begrenzter, halbseitiger Gesichtsfeldausfall

**HRT** Heidelberg Retina Tomograph; Bildgebungstechnik zur Darstellung von Netzhaut und Sehnerv

**Hyperopie** Weitsichtigkeit

**Hypertonie** (auch Hypertonus) erhöhter Blutdruck. Im Zusammenhang mit dem Augeninnendruck wird von einem okulären Hypertonus oder einer okulären Hypertension gesprochen, wenn dieser Wert über 21 mmHg liegt, dabei aber kein Hinweis auf einen Glaukomschaden besteht.

**Hypotonie** Im Zusammenhang mit dem Blutdruck ein sehr niedriger Wert; ein Auge ist hypoton, wenn der Augeninnendruck extrem niedrig ist.

**Intraokulardruck** Augeninnendruck

**Inzision** chirurgischer Einschnitt in ein Gewebe

**IOD** Intraokulardruck oder Augeninnendruck

**IOL** Intraokularlinse

**Iris** Regenbogenhaut

**Iridektomie** Anlegen einer kleinen Öffnung in die Iris, chirurgisch oder mit Laser; wird zur akuten Drucksenkung bei einem Glaukomanfall und zu dessen Vorbeugung bei engem Kammerwinkel angewandt

**Ischämie** Minder- oder Mangeldurchblutung

**Katarakt** Grauer Star, Trübung der Linse

**Konjunktiva** Bindehaut

**Kornea** (auch: Cornea) Hornhaut

**Makula** Stelle des schärfsten Sehens im Zentrum der Netzhaut

**MIGS** mikro-inzisionale oder minimalinvasive Glaukomchirurgie

**Mikrozirkulation** Durchblutung der kleinsten Gefäße

**Myopie** Kurzsichtigkeit

**Nervus opticus** Sehnerv

**Normaldruckglaukom (NTG)** das Vorliegen von Glaukomschäden, ohne dass der Augeninnendruck erhöht (über 21 mmHg) ist

**OCT** optische Kohärenztomografie, bildgebende Untersuchung von Strukturen vor allem am Augenhintergrund

**Ophthalmika** Augenmedikamente

**Ophthalmologie** Augenheilkunde

**Ophthalmoskop** Augenspiegel, Instrument zur Untersuchung der hinteren Augenabschnitte

**Optikusneuropathie** Erkrankung des Sehnervs

**Orbita** Augenhöhle

**Pachymetrie** Messung der Hornhautdicke

**Papille** Sehnervenscheibe

**Perfusion** Durchblutung

**Perimetrie** Untersuchung des Gesichtsfelds

**Photophobie** Lichtscheu

**POAG** primär chronisches Offenwinkelglaukom

**Presbyopie** Altersweitsichtigkeit

**Progression** Fortschreiten einer Erkrankung

**Pupille** runde Öffnung der Regenbogenhaut

**Retina** Netzhaut

**Retinopathie** Erkrankung der Netzhaut; besonders wichtig ist die diabetische Retinopathie als Folge eines Diabetes mellitus

**Schlemm-Kanal** Abflussweg des Kammerwassers aus dem Auge

**Sekundärglaukom** ein Glaukom mit einem spezifischen Auslöser, z. B. Kortisoneinnahme (Steroidglaukom)

**Sklera** Lederhaut, die feste Hülle des Augapfel

**Spaltlampe** Instrument zur Untersuchung der vorderen Augenabschnitte

**Strabismus** Schielen

**Tonometrie** Messung des Augeninnendrucks

**Trabekelmaschenwerk** im Kammerwinkel gelegene Struktur, durch die das Kammerwasser in den Schlemm-Kanal abfließt

**Trabekulektomie fistulierende Operation** zur Senkung des Augeninnendrucks

**uveoskleraler Abfluss** Gefäße im Bereich der Iris und des Ziliarkörpers

**Visus** Sehschärfe

# Quellen

[1] Reitmeir P, Linkohr B, Heier M, et al. Common eye diseases in older adults of southern Germany: results from the KORA-Age study. Age Ageing. 2017;46:481–6.

[2] Kim JH et al. Intraocular Pressure Fluctuation: Is It Important? J Ophthalmic Vis Res. 2018 Apr–Jun;13(2):170–174.

[3] Caprioli J et al. Intraocular pressure fluctuation a risk factor for visual field progression at low intraocular pressures in the advanced glaucoma intervention study. Ophthalmology. 2008 Jul;115(7):1123–1129.e3.

[4] Dick HB, Schultz T, Gerste RD. Miniaturization in Glaucoma Monitoring and Treatment: A Review of New Technologies That Require a Minimal Surgical Approach. Ophthalmol Ther. 2019 Mar;8(1):19–30.

[5] Melancia D et al. Kataraktchirurgie und Augeninnendruck. Kompass Ophthalmologie 2017;3:8–14.

[6] Pillunat LE et al. Micro-invasive glaucoma surgery (MIGS): a review of surgical procedures using stents. Clinical Ophthalmology 2017:11 1–18.

[7] Neuhann T et al. Long-term effectiveness and safety of trabecular microbypass stent implantation with cataract surgery in patients with glaucoma or ocular hypertension: Five-year outcomes. J Cataract Refract Surg 2019;45:312–320.

[8] Hengerer FH. Four-Year Real World Outcomes with iStent Inject Trabecular Micro-Bypass Stents. Tagung der American Academy of Ophthalmology (AAO), 12. Oktober 2019.

[9] Samuelson TW et al. A Schlemm Canal Microstent for Intraocular Pressure Reduction in Primary Open-Angle Glaucoma and Cataract: The HORIZON Study. Ophthalmology. 2019;126:29–37.

[10] Vinod K. Suprachoroidal shunts. Curr Opin Ophthalmol. 2018;29:155–161.

[11] Green W et al. Review of the Xen Gel Stent and InnFocus MicroShunt. Curr Opin Ophthalmol 2018;29:162–170.
[12] Bendel RE et al. Long-term Effectiveness of Trabectome (Abinterno Trabeculectomy) Surgery. J Curr Glaucoma Pract 2018;12:119–124.
[13] Garris WJ et al. Comparison of surgical outcomes between canaloplasty and trabeculectomy with mitomycin C at 2-year follow-up: A longitudinal cohort study. Indian J Ophthalmol. 2018; 66:66–70.
[14] Klink T, Grehn F. Nachsorge nach penetrierender Glaukomchirurgie. Zeitschrift für Praktische Augenheilkunde 2019; 40: 543–553.
[15] Gupta D et al. Refusal of Trabeculectomy for the Fellow Eye in Collaborative Initial Glaucoma Treatment Study (CIGTS) Participants. American Journal of Ophthalmology 2016;166:1–7.
[16] Gedde SJ et al. Glaucoma surgery in pseudophakic eyes: Tube shunt first. Surv Ophthalmol. 2017;62:108–112.
[17] Dastiridou A et al. Cyclodestructive Procedures in Glaucoma: A Review of Current and Emerging Options. Adv Ther. 2018;35:2103–2127.
[18] Ang GS et al. Selective laser trabeculoplasty versus topical medication as initial glaucoma treatment: the glaucoma initial treatment study randomised clinical trial. Br J Ophthalmol, online publiziert am 5. September 2019.
[19] Robert Koch-Institut, https://www.rki.de/DE/Content/Gesundheitsmonitoring/Themen/Uebergewicht_Adipositas/Uebergewicht_Adipositas_node.html, abgerufen am 23.5.2022.
[20] Flammer J, Mozaffarieh M. What is the present pathogenetic concept of glaucomatous optic neuropathy? Surv Ophthalmol. 2007 Nov;52 Suppl 2:S162–73.

[21] Flammer A, Sudano I, Wolfrum M et al.: Cardiovascular effects of flavanol-rich chocolate in patients with heart failure. Eur Heart J 2012; 33:2172–2180.

[22] Dziedziak J, Kasarello K et al.: Dietary Antioxidants in Age-Related Macular Degeneration and Glaucoma. Antioxidants 2021; 10: 1743.

[23] Bussel I, Aref A: Dietary factors and the risk of glaucoma: a review. Therapeutic Advances in Chronic Disease 2014 5:188–194.

[24] Ilse Strempel: Glaukom – mehr als ein Augenleiden. Ratgeber für Patienten mit „Grünem Star", Kaden Verlag, Mannheim 2017.

[25] Sim RH, Sirasanagandla SR, Das S et al.: Treatment of Glaucoma with Natural Products and Their Mechanism of Action: An Update. Nutrients 2022; 14: 53.

[26] Bundeszentrale für gesundheitliche Aufklärung, https://www.kenn-dein-limit.de/alkoholkonsum/, abgerufen am 23.5.2022.

[27] Semba R et al. Resveratrol Levels and All-Cause Mortality in Older Community-Dwelling Adults. JAMA Intern Med 2014;174:1077–1084.

[28] Ronald D. Gerste. Teufelsbrühe oder Wundermittel? Cardionews, Februar 2022, S.40.

[29] Al Owaifeer A, Al Taisan A: The Role of Diet in Glaucoma: A Review of the Current Evidence. Ophthalmology and Therapy 2018; 7:19–31.

[30] Moreno-Montañés J et al.: Healthy Lifestyle Score and Incidence of Glaucoma: The Sun Project. Nutrients 2022, 14, 779. https://doi.org/10.3390/nu14040779.

# Weiterführende Informationen

Wie bereits erwähnt, sind die Materialien und (Online-)Veranstaltungen des Initiativkreises zur Glaukomfrüherkennung e.V. und des Bundesverbandes Glaukom-Selbsthilfe e.V. bestens geeignet, um informierte Betroffene und am Thema Interessierte auf dem Laufenden zu halten. In den Veranstaltungen wie auf den Internet- und Facebook-Seiten beider Organisationen werden aktuelle Therapien, neue Forschungsergebnisse und zahlreiche andere Aspekte zum Grünen Star und zum Leben mit Glaukom dargestellt:

- Initiativkreis Glaukomfrüherkennung: www.glaukom.de
- Bundesverband Glaukom-Selbsthilfe: www.bundesverband-glaukom.de

Wer diese Online-Veranstaltungen verpasst hat, kann zahlreiche Beiträge auf meinem Youtube-Kanal „Visus" jederzeit anschauen:

- https://www.youtube.com/channel/UCRgS9KVzP-XClwMQbqTUf9Q

Buchempfehlungen zum Thema können in aller Kürze abgehandelt werden: Rundum empfehlen kann ich von den aktuell auf dem Buchmarkt befindlichen und sich an medizinische Laien wendenden Werken nur eines, das von Prof. Dr. Josef Flammer begründete und von seinen Mitarbeitern Dr. Katarzyna Konieczka und Dr. Konstantin Gugleta fortgeführte und aktualisierte, in mehr als zwei Dutzend Sprachen übersetzte „Glaukom: Ein Handbuch für Betroffene, eine Einführung für Interessierte, ein Nachschlagewerk für Eilige", erschienen beim Verlag Hans Huber in Bern.

Es geht noch mehr in die Tiefe als das vorliegende Buch, setzt allerdings nach meiner Einschätzung ein gewisses Bildungsniveau voraus. Aufgrund seiner exzellenten Gliederung ist es aber auch möglich, bestimmte Abschnitte den eigenen Fragen entsprechend mit Gewinn zu lesen. Den wichtigen Komplex Durchblutung und Auge handeln die Autoren mit einer Kompetenz und Ausführlichkeit ab, dass ich mir wünschte, das Werk würde zur Pflichtlektüre im Medizinstudium.

Stichwort Mediziner und Medizinstudium: Wer als Arzt oder Ärztin oder Person mit medizinischen Vorkenntnissen sich eingehender mit dem Glaukom, aber auch mit anderen Augenkrankheiten befassen möchte (vielleicht weil man im Studium das „kleine Fach“ nicht ausreichend beachtet hat), ist mit dem Standardwerk von Franz Grehn, „Augenheilkunde“, gut bedient. Es ist bei Springer erschienen und liegt zurzeit in der 32. Auflage vor – eine Zahl, die zweifellos einiges über seine Qualität aussagt.

# Register

24-Stunden-Drucküberwachung 41
360-Grad-Kanaloplastik 83

Alkohol 107
Alter 33
AMD 24, 86
Argon-Laser-Trabekuloplastik 87
Augapfel 26
Auge
– Anatomie 16
– Farbe 19
Augenhintergrund 15, 24
Augeninnendruck 15, 25
– Messung 37
– Schwankungen 41
Augentropfen 57, 60

Behandlungsoptionen 56
Betablocker 63
Bjerrum-Skotome 39
Blutdruck 29

Carboanhydrasehemmer 65
Chiasma opticum 22

Diabetes 32
Diagnose 36
Drainageimplantate 84
Drucktoleranz 27

Engwinkelglaukom 45
– Symptome 35
Erblindung 14
Erfahrungsbericht 89
Ernährung 95
Ethnizität 33
eyemate SC 43

Femtosekundenlaser 86
Flammer-Syndrom 29
Freizeitgestaltung 111
Früherkennung 28, 36

Ganglienzellen 14, 17
Gefäßverschlüsse der Netzhaut 86, 110
genetische Faktoren 32
Gesichtsfeld
– Ausfall 22, 34
– Untersuchung 39
Glaukom
– angeborenes 51
– Definition 12
– Formen 44
– Therapie 56
Glaukomchirurgie
– konventionelle 81
Goldmann-Tonometrie 37
Grauer Star 48
Grüner Star
– Begriff 13
– Unterschied zum Grauen Star 13, 48

Heidelberg Retina Tomograph 40
Hornhaut 18
– Dickenmessung 39
Hypertension, okuläre 26
Hypotonie, okuläre 26

Iridektomie 87
Iridotomie 87
iStent inject 21, 72

Jugendliche 50

Kaffee 109
Kammerwasser 18, 25
Kammerwinkel 19
Kinder 50
Kombinationstherapien 65
konventionelle Glaukomchirurgie 81
Kortison 47

Laserbehandlung 85
Lebensqualität 94
Linse 21

Makula 24
Makuladegeneration 86, 110
Medikamente 60
medizinische Fortschritte 117
MIGS (minimalinvasive Glaukomchirurgie) 68
– aktuelle Entwicklungen 76
– Effektivität 74
– mit Katarakt-OP 70

Needling 115
Neodym-YAG-Laser 86
Netzhaut 17, 22
Netzhautablösung 86
Non-contact-Tonometer 37
Normaldruckglaukom 28

Offenwinkelglaukom, primär chronisches 13, 44
– Symptomlosigkeit 34
Ophthalmoskop 38
Optikusneuropathie 12
optische Kohärenztomografie 40

Papille 16, 23
– Untersuchung 38
Photorezeptoren 17, 22
Pilokarpin 10, 63
Progression 59
Prostaglandine 64
Pseudoexfoliationsglaukom 46

Rauchen 110
Refraktivchirurgie 86
Reperfusionsschaden 29
Retinologie 86
Risikofaktoren 25

Schlemm-Kanal 21
Sehen 17
Sehnerv 12, 17
Sehnervenkreuzung 22

Sehnervenscheibe 16, 23
– Untersuchung 38
Sekundärglaukom 32, 46
Selbst-Tonometrie 42
Selektive Lasertrabekuloplastik 87
Sicca-Syndrom 66
Sinneszellen 14
Sport 111
Steroidglaukom 47
Symptome 34

Tee 109
Therapiemöglichkeiten 56
Timolol 63
Trabekelmaschenwerk 20
Trabekulektomie 82
Tränenfilm 18

Unterstützung 120

Ventilimplantate 84
Vitrektomie 86

Yoga 112

Zelltod 15

# Die Welt mit gesunden Augen sehen

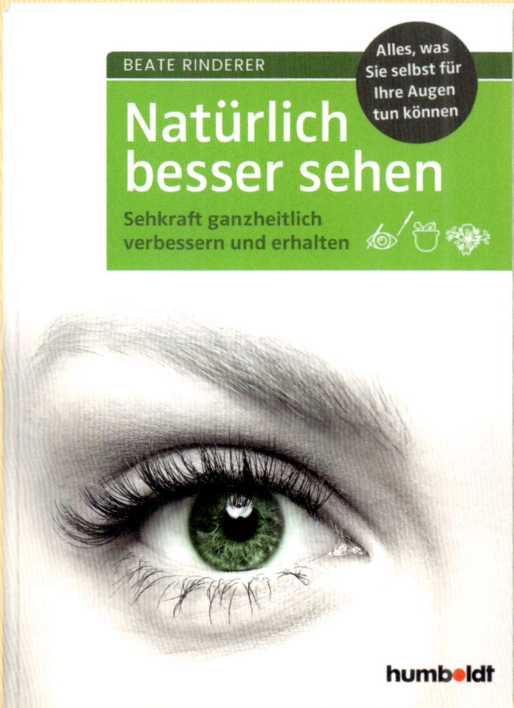


- Ursachen, Vorbeugung und ganzheitliche Therapiemaßnahmen bei Augenerkrankungen und -beschwerden
- Für alle, die sich vorausschauend um ihre Augen kümmern möchten, damit sie bis ins hohe Alter gut sehen können

Stand 2022. Änderungen vorbehalten.

Beate Rinderer

**Natürlich besser sehen**

132 Seiten, Softcover
15,5 x 21,0 cm
ISBN 978-3-8426-2968-4
€ 19,99 (D) / € 20,60 (A)

Der Ratgeber ist auch als eBook erhältlich.

humboldt
...bringt es auf den Punkt.

**Bibliografische Information der Deutschen Nationalbibliothek**
Die Deutsche Nationalbibliothek verzeichnet diese Publikation in der deutschen Nationalbibliografie; detaillierte bibliografische Daten sind im Internet über http://dnb.ddb.de/ abrufbar.

**ISBN 978-3-8426-3121-2 (Print)**
**ISBN 978-3-8426-3122-9 (PDF)**
**ISBN 978-3-8426-3123-6 (EPUB)**

**Abbildungen:**
*Titelmotiv:* Shutterstock / muratart
*Stock.adobe.com:* Kurhan: 8/9; bilderzwerg: 17; sakurra: 19, 49; dragonstock: 54/55; contrastwerkstatt: 92/93;
*Prof. Dr. Lutz E. Pillunat:* 7
*Prof. Dr. Esther Hoffmann von der Universitätsaugenklinik Mainz:* 51
*Firma Theapharma, Berlin:* 61
*Firma Glaukos, deutscher Sitz in Wiesbaden:* 72, 73
*Prof. Dr. Anselm Jünemann, Erlangen:* 80
*Fa. Glaukos:* 119

Originalausgabe


Die Ratgebermarke der Schlüterschen Fachmedien GmbH
Hans-Böckler-Allee 7, 30173 Hannover
www.humboldt.de
www.schluetersche.de



Lektorat: Linda Strehl, wort & tat, München
Layout: Groothuis, Lohfert, Consorten, Hamburg
Covergestaltung: Zero, München
Satz: Die Feder, Konzeption vor dem Druck GmbH, Wetzlar
Druck und Bindung: Gutenberg Beuys Feindruckerei GmbH, Langenhagen